轻松妇产科超声检查

Obstetric and Gynaecological
Ultrasound Made Easy

注 意

超声学在不断进步。虽然有关安全问题的注意事项必须遵守，但是由于新的研究和临床经验对我们知识的不断扩展，在治疗和用药方面做出某些改变也许是必须的或适宜的。建议读者核对所处方每种药品其生产厂家的最新产品信息，确认药物的推荐剂量、服用方法、时间及相关禁忌证。根据自己的经验和患者的病情，决定每一位患者的服药剂量和最佳治疗方法，是经治医师的责任。不论是出版商还是著者，对于因本出版物引起的任何个人或财产的损伤和（或）损失，均不承担任何责任。

出版者

轻松妇产科超声检查

Obstetric and Gynaecological
Ultrasound Made Easy

（第2版）

原　著　Norman C. Smith
　　　　A. Pat M. Smith

主　译　时春艳

译　者　时春艳　陈俊雅　杨秀丽
　　　　吴文湘　李　醒　张潇潇

北京大学医学出版社
Peking University Medical Press

Obstetric and Gynaecological Ultrasound Made Easy, second edition
Norman C．Smith, A. Pat M．Smith
ISBN-13：978-0-7506-7431-7
ISBN-10：0-7506-7431-8
Copyright©2006 by Elsevier．All rights reserved.

Authorized Simplified Chinese translation from English language edition published by the Proprietor.
978-981-259-928-5
981-259-928-2

Elsevier (Singapore) Pte Ltd.
3 Killiney Road, #08-01 Winsland House I, Singapore 239519
Tel: (65) 6349-0200, Fax: (65) 6733-1817
First Published 2007
2007 年初版

Simplified Chinese translation Copyright©2007 by Elsevier (Singapore) Pte Ltd．and Peking University Medical Press. All rights reserved.

Published in China by Peking University Medical Press under special agreement with Elsevier (Singapore) Pte Ltd. This edition is authorized for sale in China only, excluding Hong Kong SAR and Taiwan. Unauthorized export of this edition is a violation of the Copyright Act．Violation of this Law is subject to Civil and Criminal Penalties.

本书简体中文版由北京大学医学出版社与Elsevier (Singapore) Pte Ltd.在中国境内（不包括香港特别行政区及台湾）协议出版。本版仅限在中国境内（不包括香港特别行政区及台湾）出版及标价销售。未经许可之出口，是为违反著作权法，将受法律之制裁。

北京市版权局著作权合同登记号：图字：01-2007-2697

图书在版编目（CIP）数据

轻松妇产科超声：第2版／（英）史密斯（Smith, N.C.），史密斯（Smith, A.P.）著；时春艳等译.—北京：北京大学医学出版社，2008.7

书名原文：Obstetric and Gynaecological Ultrasound Made Easy

ISBN 978-7-81116-322-3

Ⅰ.轻… Ⅱ.①史…②史…③时… Ⅲ.妇产科病—超声波诊断 Ⅳ. R710.4

中国版本图书馆 CIP 数据核字（2007）第 075079 号

轻松妇产科超声检查

主　　译：	时春艳
出版发行：	北京大学医学出版社 (电话：010-82802230)
地　　址：	(100083) 北京市海淀区学院路 38 号　北京大学医学部院内
网　　址：	http://www.pumpress.com.cn
E-mail：	booksale@bjmu.edu.cn
印　　刷：	莱芜市圣龙印务有限责任公司
经　　销：	新华书店
责任编辑：李海燕　　责任校对：杜悦　　责任印制：郭桂兰	
开　　本：	889mm×1194mm　1/32　印张：7.5　字数：214千字
版　　次：	2007年9月第1版 2007年9月第1次印刷
书　　号：	ISBN 978-7-81116-322-3
定　　价：	33.00 元

版权所有，违者必究
（凡属质量问题请与本社发行部联系退换）

译者前言

超声在妇产科领域应用日益广泛,并且新知识和新进展日新月异。超声设备也在不断更新。作为一名妇产科医生和妇产科超声医师,深感妇产科超声知识普及的重要。超声提供给我们妇产科医生更多的关于胎儿和妇科疾病的信息,就像多了一只眼睛一样,使我们看到了宫内的世界,为我们诊断胎儿异常和妇科疾病提供了客观的依据。随着国内学术的不断进步,妇产科临床医生对超声知识越来越渴求,并希望掌握相关的技术为临床工作服务。

国内外妇产科超声的专著已经很多,但本书突出的特点是将最新的知识要点用精练的文字和清晰的图片介绍给读者。还为初学者提供了具体的培训步骤和计划。一方面,对想学习妇产科超声的医生提供了从基础知识到学术前沿的知识要点;另一方面,对妇产科医生提供了丰富的条理清晰的关于妇产科领域的各种疾病诊断的要点和思路,可以作为方便的参考书。

特别感谢北京大学医学出版社为我们引进了这本好书。此外,由于水平有限,错误之处在所难免,希望广大读者提出宝贵意见。

时春艳

2007 年 6 月 1 日

著者前言

关于深入前沿的妇产科超声学的相关文章和书籍已经很多，但很少有为初学者培训用的简明的书籍。这本《轻松妇产科超声》是一本实用的指南手册，对医学生、放射科医师、助产士及妇产科医生都非常有用。并能对核心的要点知识提供快速查询。但是获得优质图像的能力是从实践中逐渐掌握的，没有其他捷径可走。所提供的正常或异常的图像会对实时图像的判断有所帮助。对于初学者来说，对超声图像的正确判断和识别应该在有经验的医师的指导下进行。该书由经验丰富的高级医师编写，病例从近期的参考书籍里收集而来。可以将这些书籍作为参考，进一步学习。要点涵盖了每一部分的主要内容，可以帮助记忆并作为考试前的复习资料。

N C Smith
A P M Smith

致谢

我们感谢为本书提供灵感和鼓励的本科的所有员工。他们提出了非常宝贵和有价值的意见。

目 录

第一部分 产科学

第1章 如何学习产科超声检查 ………… 3
1.1 仪器及操作 ………… 4
1.2 伪像 ………… 10
1.3 人体工程学 ………… 12
1.4 培训计划 ………… 13
1.5 记录病例 ………… 15
1.6 结果报告 ………… 16

第2章 早孕（早期妊娠） ………… 19
2.1 活胎妊娠 ………… 20
2.2 死胎妊娠 ………… 25
2.3 异位妊娠 ………… 32
2.4 多胎妊娠 ………… 36
2.5 葡萄胎妊娠 ………… 40
2.6 颈部透明带 ………… 43
2.7 胎儿畸形 ………… 46
2.8 相关发现 ………… 52

第3章 详细的畸形检查 ………… 59
3.1 头部 ………… 61
3.2 脊柱 ………… 71
3.3 胸部 ………… 78
3.4 腹壁及腹腔内容物 ………… 86
3.5 四肢 ………… 96
3.6 软性标志 ………… 100

第4章 宫颈、胎盘和羊水 ………… 103
4.1 宫颈 ………… 104
4.2 胎盘形态学 ………… 106
4.3 产前出血 ………… 110
4.4 羊水的评价 ………… 119

第 5 章　胎儿生长与评价 ······················· 125
- 5.1 指征 ································· 126
- 5.2 正常生长 ··························· 127
- 5.3 胎儿生长发育的超声检查 ······ 128
- 5.4 测量值及其临床意义 ············ 132
- 5.5 巨大儿 ······························ 135
- 5.6 胎儿宫内生长受限 ··············· 136
- 5.7 多普勒血流 ······················· 139
- 5.8 生物物理评分 ···················· 146
- 5.9 多胎妊娠 ·························· 148

第 6 章　有创检查 ······························ 153
- 6.1 技术 ································· 154
- 6.2 羊水穿刺 ·························· 156
- 6.3 绒毛活检 ·························· 161
- 6.4 胎儿脐血穿刺 ···················· 164
- 6.5 胎儿心内注射 ···················· 166
- 6.6 其他操作 ·························· 169

第二部分　妇科学

第 7 章　如何做妇科超声检查 ·············· 173
- 7.1 患者和检查者的准备 ············ 174
- 7.2 经腹部超声检查 ················· 176
- 7.3 经阴道超声检查 ················· 179
- 7.4 结果报告 ·························· 183

第 8 章　子宫 ···································· 185
- 8.1 月经周期子宫内膜的生理变化 ··· 186
- 8.2 正常子宫图像 ···················· 187
- 8.3 正常子宫内膜图像 ··············· 189
- 8.4 异常子宫内膜图像 ··············· 192
- 8.5 异常子宫肌层图像 ··············· 196
- 8.6 宫内节育器 ······················· 200
- 8.7 宫颈 ································· 202

第 9 章 卵巢 ····· 205
- 9.1 卵巢的生理性改变 ····· 206
- 9.2 正常卵巢图像 ····· 208
- 9.3 功能性卵巢囊肿 ····· 209
- 9.4 多囊卵巢 ····· 210
- 9.5 异常卵巢图像——良性或恶性? ····· 212

第 10 章 超声在不孕症中的应用 ····· 221
- 10.1 诊断方面 ····· 222
- 10.2 辅助受孕 ····· 224

第一部分
产科学

1 产科学   1
2 早孕（早期妊娠）   19
3 详细的畸形检查   59
4 宫颈、胎盘和羊水   103
5 胎儿生长与评价   125
6 有创检查   153

第1章
如何学习产科超声检查

1.1 仪器及操作	4
1.2 伪像	10
1.3 人体工程学	12
1.4 培训计划	13
1.5 记录病例	15
1.6 结果报告	16

1.1
仪器及操作

当你第一眼看到一台超声扫描仪时，你会发现它有一个显示屏、一个传感器和一个奇妙的控制面板（图1.1）。你很快就可以操作，比想象得还快，因为生产商已将其制造成了用户界面非常友好的仪器。你不必深入理解超声的物理学原理，只需了解仪器如何成像以及怎样操作以便提高图像质量就可以了。但是，也有必要对不同探头的特性及探头如何传导超声波有基本的了解。

频率及探头

声波是一种机械振动，以音调（或频率）和响度来区别。声波

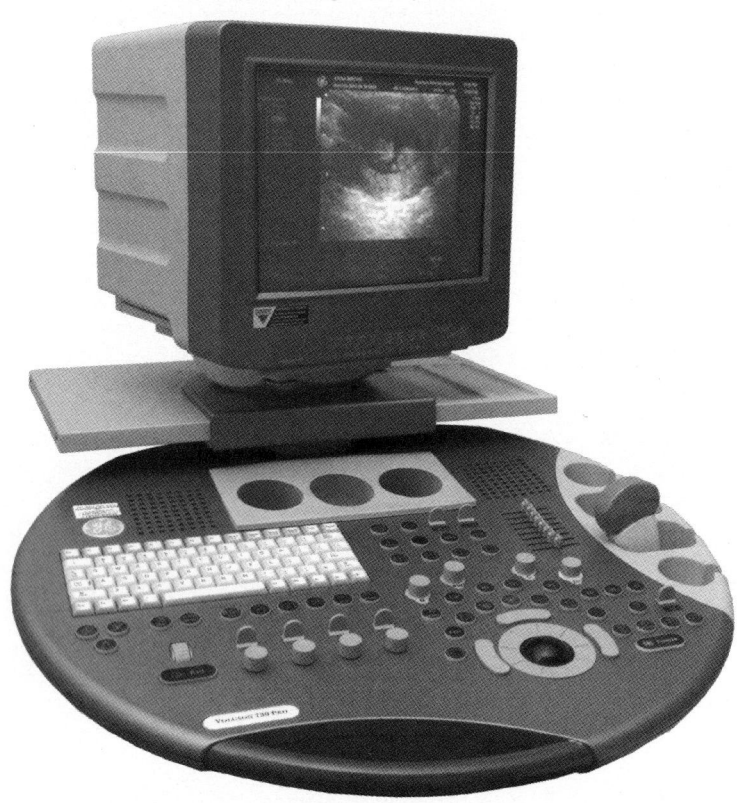

图1.1 超声仪的显示器、传感器和控制面板。

的传导速度（v）是恒定的，是1540m/s，它等于波长（λ）乘以频率（f），所以频率越高波长越短。频率定义为声波每秒振动的次数（或周数），单位为赫兹（Hz）（或周/秒）。钢琴的中位C键为256Hz，八度音阶高于512Hz。超声波是人耳听不到的声波，频率在20 000Hz（20kHz）以上。

超声仪上的传感器设有不同的频率，范围在2~10兆赫（MHz）。较高频率探头的射束宽度较窄，分辨率较佳，能更好地分辨两个近距离的目标，但其穿透力降低。因此，一般用高频探头来探测浅表结构，用低频探头来探查深部结构。在产科超声扫描中，腹部探头频率为3~5 MHz，阴道探头频率为5~7.5MHz，高频率探头对于距离近的结构显像更好（图1.2）。

记忆要点

1. $\lambda = v/f$。
2. f = 每秒振动的次数（Hz）。
3. 高频率意味着射束宽度较窄，分辨率高，但穿透性弱。
4. 用高频探头探查浅表的结构。

如何成像

在物体表面加压会使其产生电流，这就是所谓的压电效应。反之，当电流通过物体时会导致其膨胀或收缩。探测脉冲回声的超声传感器覆盖一个或多个压电物质的层面。超声脉冲从超声发射器上发生和发射，然后可探测到靶组织的反射回声。这一过程在多个方向上重复，使得靶组织在屏幕上显现出来。与静态显像不同，现在的仪器为实时显像，可以提供即刻的影像，并且能显示所测组织的活动情况。现在大多数探头为电子探头，而不是机械探头。它们使用芯片系统。成套的元件按顺序发生脉冲，形成矩形的视野。产科超声使用的凸阵传感器（图1.2）视野稍宽，在早孕期更易对下腹部进行检查。阴道超声探头的工作原理与此相同。

操作（图1.3）

想在屏幕上获得最佳显像需要对仪器操作系统有所了解。开始时，应由一位熟练的超声工作者或一位医用物理学家给你讲解机器的组成和如何操作。自己不要随意旋转旋钮或按下按钮。

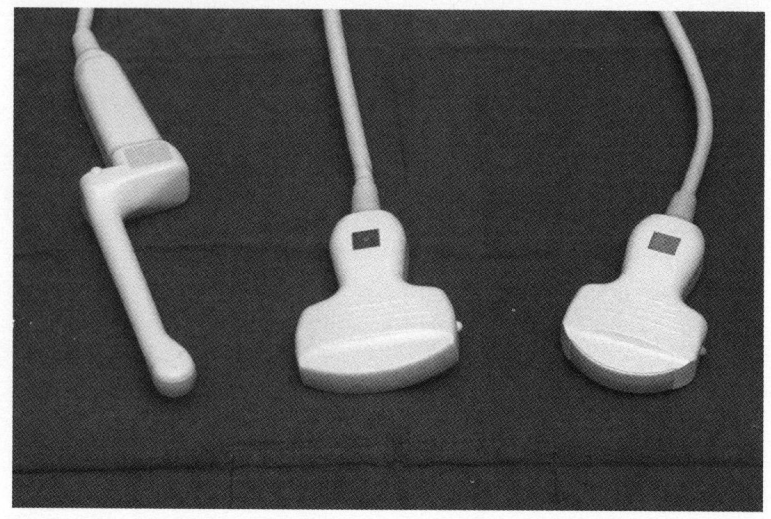

图1.2 不同的超声探头(从左至右:频率为5~7.5MHz的阴道探头、频率分别为3.75MHz和5MHz的凸阵探头)。

1. 开关按钮在哪里?

开关按钮常常隐藏在控制面板之外,可能在机器的侧面或后面。按下开关按钮,机器开始启动,几秒钟内,屏幕上就会显示图像的轮廓。

2. 如何选择探头?

为方便使用,医用物理学部门与生产商合作在很多仪器上都预设了探头预设键。找到这个功能键,这个功能键可能是"新患者"键,选择它,预设图像就会显现。你不需要做更多的调整。在妊娠的前半期,5MHz的探头就可以达到良好的分辨率,不需要太强的穿透性。在妊娠晚期,需要探测的面积更大更深入时,3.5MHz的探头更好。早孕期的检查应用经阴道超声探头效果更好。

3. 需要调整屏幕的亮度和对比度吗?

除非前面的使用者改变过屏幕的亮度和对比度,否则是不需要去调整的。这些因素不会改变扫描效果,在扫描过程中不用去调整。可通过调整屏幕背景调节亮度,通过改变白色部分调节对比度。

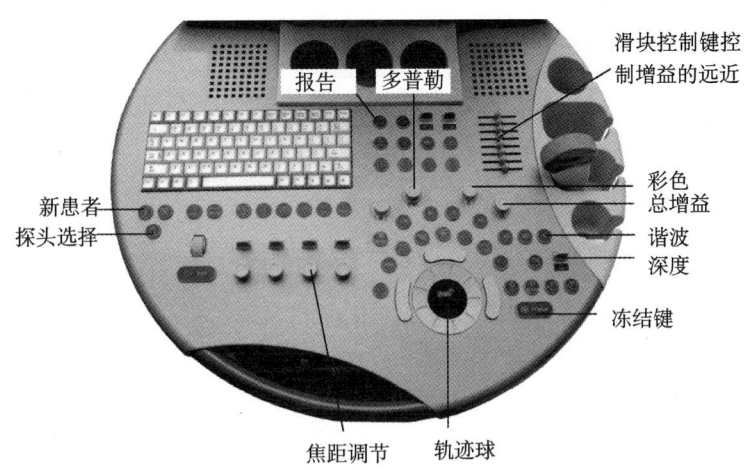

图1.3 控制面板。

4．探查深度不够

对于不同的检查对象，应该调整深度控制键。这是必须要掌握的，因为随孕周及胎儿大小不同，深度需要频繁地做调整。但应尽量减少深度以达到更快的帧速及更好的成像。同时，可以使用调节焦距的功能，将感兴趣的图像放大成整屏显示，现代机器在调节焦距方面确实得到了改善。这就如同使用照相机上的调焦镜头一样（图1.4）。

5．图像效果不令人满意时，如何改进?

你可以通过调节增益来改进图像效果。调节增益改变了接受回声信号的敏感性。提高增益可以增强回声信号，以此改善因脂肪导致的衰减。

深部的结构有时显像较困难，而靠近表面的结构显像较清晰。你可以通过时间增益补偿来改变深部的声音衰减。控制面板上有滑动式控制钮或单独的旋钮进行近场或远场增益调节。

你还可以调节聚焦区域至你所关注的区域。距探头特定距离上调整射束达到最佳分辨率，在选择好探头后可以自动调节成最佳分辨率。聚焦区域在屏幕上会有所标记（图1.4），因此可以看到拟重点检查部位所在位置与聚焦区域一致。

第1章 如何学习产科超声检查

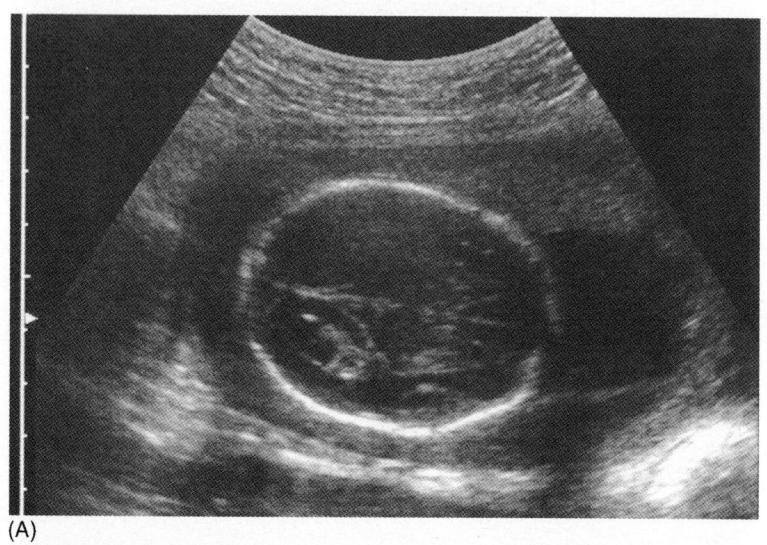

(A)

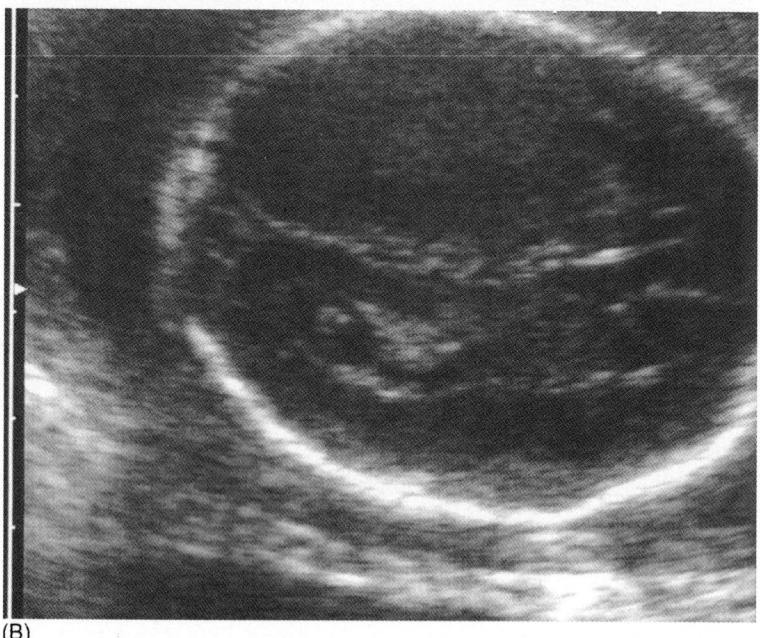

(B)

图1.4（A、B） 对脉络丛囊肿扫描时调焦的效果。在每幅图的左侧用小箭头标记了聚焦带。

如果对肥胖患者进行检查，可以使用组织谐波技术，先进的设备中有此功能。此技术是将接收放大器调至一个中心频率，该频率两倍于发射脉冲。这样，微弱脉冲像（如声束旁瓣）以及由于反射和多次散射造成的脉冲可被消除。这会导致敏感性和轴向分辨率下降，因此不适用于较瘦的患者。

还有许多使图像更细腻清晰的方法，但基本的产科超声检查不会用到。在此提示一下，应尽量避免增加声功率，以减少胎儿检查时的超声强度，超声强度范围应该由生产商或医用物理学部门预先设定好。

6. 如何测量

找到冻结键。每台机器都有带有测径器的测量菜单，可以测量距离或周径。在操作熟悉的技术人员指导下，你会觉得产科工作平台非常简单，易于操作。

7. 其他要点

你需要打印出图像并录像存盘。获得优质图像的常用方法是回放冻结图像的前几幅画面。所有可疑的异常情况应有备份记录，可疑的胎儿发育异常应当录像。同时还应记录患者的姓名和病历号。

检查完毕后，清理掉探头上的耦合剂。如将探头掉在地上，你可能需花上￡5000来修理或更换。要爱护设备，它的价格可能和奔驰车一样昂贵。

仪器操作基础要点	
选择探头	冻结
深度	测量
焦距	产科工作平台
增益	打印、录像
聚焦区	

1.2 伪像

因为设备本身、组织效应和操作技术差等问题，可能会出现超声伪像。

设备问题

陈旧的机器图像效果较差。可以通过调整增益、时间增益补偿及聚焦区来改善图像质量。应定期检查仪器，尤其是校对测量器。

组织效应

因组织类型不同（例如骨组织后方出现阴影；腹壁脂肪过多导致传导脉冲衰减）或组织间的界面不同（例如超声波通过液体时不会有衰减，远端回声会增强）而出现组织效应。其他类型的伪像有反射、镜像、彗尾征效应、分割图像及层面厚度等。你可以改变扫描角度及调整总体增益和时间增益补偿来改善图像质量。

肥胖患者因为肥胖导致脉冲传导减弱，故而会出现许多伪像。新近的超声仪器有组织谐波功能，可以减少伪像并提高远离探头的深部组织的侧向分辨力。

操作技术

操作技术方面注意要选择适宜的探头，增益调节要恰当。如果增益太高，屏幕可能会失真；时间增益补偿设定错误会出现光带。另外，过度施压会使图像变形，并会使患者感到不适。

安全性

强超声波会产生热量、空泡以及液体的流动。数十年来，超声作为诊断技术还未发现对胚胎有不良作用。随着新技术的引进，还应该时刻保持警惕。你应该知道脉冲多普勒检查时机器的最大输出功率，而彩色血流图像应该用小的彩色取样框才能获得最大的生物学效应。因此，应用脉冲多普勒和彩色多普勒时应严格掌握机器的输出功率和检查的时间。不提倡在早孕期常规进行多普勒超声检查。随着胎儿生长发育，骨骼有矿物质沉积，当扫描胎儿头部时应

1.2 伪像

该记住有可能会增加热效应。

最近有生产商将安全指数显示在屏幕上,可帮助调整仪器的声能输出,包括温度指数(thermal index,TI)和机械指数(mechanical index,MI)。调节这两项指标可避免不必要的高输出功率和暴露时间。TI 应小于 0.3,MI 应小于 0.5。在产科超声检查中,妊娠前 8 周应注意软组织温度指数(soft tissue thermal index,TIS),之后应注意骨骼温度指数(bone thermal index,TIB)。(更多信息请登录 www.efsumb.org。)

1.3 人体工程学

你和超声仪器之间的物理关系（人体工程学）十分重要。如果你采取正确的姿势和体位，会显著减少肌肉劳损的风险。仪器和工作台应根据身高调节到一个合适的位置。生产商已经改善了设备，在控制面板下设置了一个脚踏板，使操作更轻松。让你的关节尽量放松为自然状态，避免过度屈曲或过度伸展。让脊柱挺直。我们坐在患者的左侧，用右手操作，这样操作者和患者都可以观看到显示屏。还有其他一些事项，但最重要的是保持一个舒服的坐姿（图1.5）。

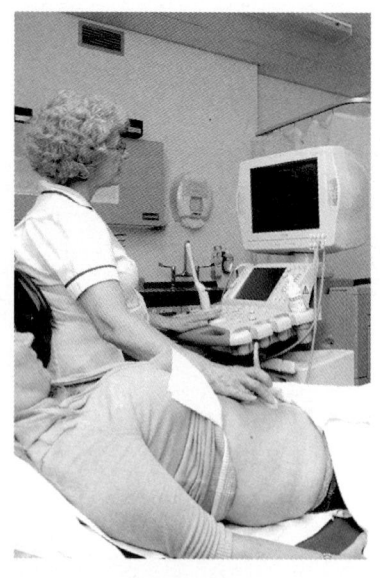 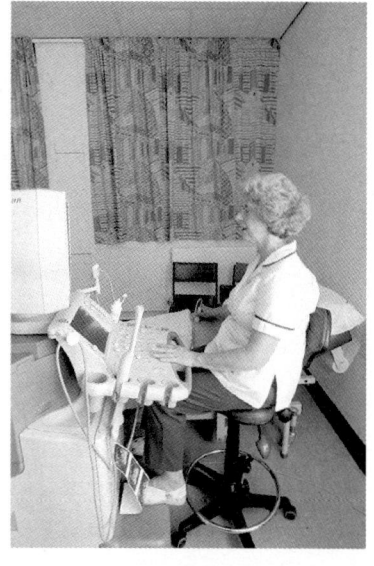

图1.5 操作者舒适的坐姿。

1.4 培训计划

获得基本的超声技能要能够将二维的图像想像成三维的立体结构，并做到手眼协调。有人认为这根本不可能做到，而不坚持掌握此技术。不同技能水平需要不同的学习时间（表1.1），主要由对超声的研究和所观察到的病例数量所决定，但上级医师的监督指导是非常必要的，可以避免一些疏忽和错误。有些人可能会比其他人更快掌握这门技术，你的指导者可以决定你何时能够胜任独立操作。推荐的学习计划如下：

第一级

应每周一次课，至少2个月，总共接受不少于30小时的操作指导。这时你应掌握：
1. 能够确认宫内妊娠。
2. 确定胚胎是否存活。
3. 确定胎儿数量。
4. 测量胎儿大小以估计孕龄和评估胎儿生长状况。
5. 确定胎位。
6. 评估羊水量。
7. 确定胎盘位置。
8. 能发现以上内容的可疑异常，请其他人来证实。

第二级

通过不断的临床超声实践，你的能力会逐步提高。当你上完100次超声指导课或300个学时后，你应掌握：
1. 探查并能明确早孕期合并症。
2. 探查并能明确胎儿异常。
3. 评估胎儿生长发育并发现胎儿生长受限。
4. 准确定位胎盘位置。
5. 提供指导和培训。

第三级

在皇家医学院妇产科接受3年的专业胎儿超声培训，成为产科超声专家。应掌握以下临床能力：
1. 地区超声疑难问题的会诊。
2. 实施超声下胎儿的有创检查和治疗。
3. 提供地区性的培训课程。
4. 承担研究发展的任务。

表1.1 超声技能水平与学习时限

第一级 30小时
第二级 300小时
第三级 3年

1.5 记录病例

除了记录扫描时间外,记录病例资料也很有价值(表1.2),可以评估你的技术熟练程度。超声检查的临床适应证非常广泛,可以大致分类如下:

1. 早孕(early pregnancy, EP)

要记录病例的例数,如胚胎存活(10)、胚胎死亡(10)。如有其他发现也要记录,如多胎妊娠(3)、异位妊娠(1)、宫内节育器(intrauterine contraceptive device, IUCD)(1)、子宫肌瘤(1)、卵巢囊肿(1)。至少应操作上述括号中的病例数,才能掌握第一级水平,并且至少有5例应为经阴道超声检查(transvaginal, TV)。

2. 详细检查异常病例(detailed anomaly, DA)

操作30例后,你应该能发现异常情况。当有疑问时应当请上级医师复查。

3. 孕晚期检查(late pregnancy assessment, LPA)

第一级水平的人员至少要操作20例孕晚期病例后,才能掌握基本技能,能够测量胎儿大小、确定胎位、羊水量及胎盘位置。

在记录病例时可以以上述三项为指导。以下表为例(表1.2)指导你如何登记病例。

表1.2 登记表

编号	病例号	分类	内容	操作者签名
1	656453	EP	活胎	
2	998976	EP	假妊娠(TV)	
3	556566	DA	正常	
4	556455	DA	脉络丛囊肿	
5	233342	LPA	正常生长	
6	888909	LPA	臀位	

1.6 结果报告

超声报告用语要标准化，根据超声扫描所看到的指征书写报告。如何书写超声报告将在下面的章节中进一步阐述。

描述性词汇

描述超声图像时应掌握相关的专业词汇。这些词与所测结构的回声密度有关，从无回声（无内部回声）到等回声（表 1.3）。

表 1.3 描述超声图像的术语

无回声区
低回声区
高回声区
等回声区

扫描平面

超声扫描的平面有矢状面、冠状面和水平面。通过身体中线与前后垂直的平面以及与此平面相平行的切面为矢状面或纵断面。与矢状面垂直的平面为冠状面。这样命名是源于颅骨的矢状缝和冠状缝。水平面常常指横断面（图 1.6）。

1.6 结果报告

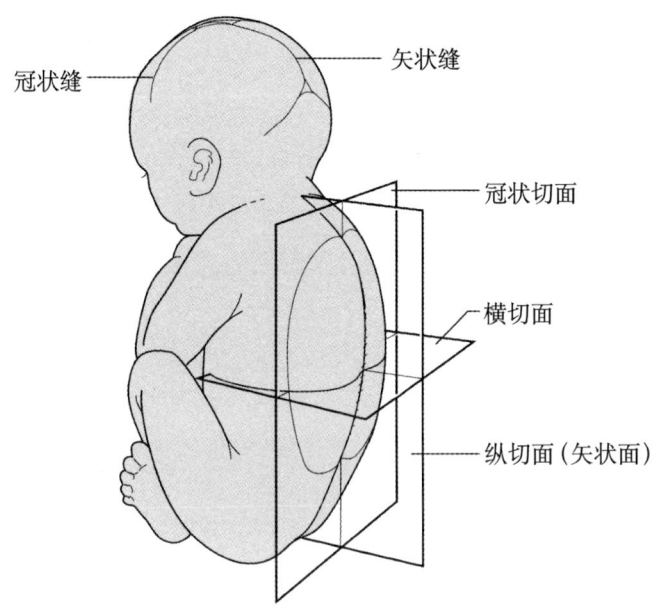

图 1.6 扫描平面。

第2章
早孕（早期妊娠）

2.1 活胎妊娠	20
2.2 死胎妊娠	25
2.3 异位妊娠	32
2.4 多胎妊娠	36
2.5 葡萄胎妊娠	40
2.6 颈项透明带	43
2.7 胎儿畸形	46
2.8 相关发现	52

2.1 活胎妊娠

早孕期检查的主要目的是确定胎儿是否存活、孕龄以及胎儿数目。此外,也要检查附件,以除外明显的病理性改变。在早孕期测量胎儿的顶臀长度(crown-rump length,CRL)是目前核对胎龄最准确的参数。在早孕期间孕龄相同胚胎的生物学个体差异很小,在这段时间内胚胎一周内增长的百分率最大。简易计算公式如下:

CRL = 10mm = 平均为 7 周
CRL = 30mm = 平均为 9 周 + 5 天
CRL = 60mm = 平均为 12 周 + 3 天

测量值在短时间内显著增加 (图 2.1-2.3)。

1. 在超声检查前通过末次月经(last menstrual period,LMP)计算孕周可以大体估计胎儿大小。应常规备有孕周计算表。孕龄是以自LMP的第一天开始计算的完整周数。如果患者月经周期正常,为 28 天,那么第 14 天排卵,排卵后很快受孕,因此胎龄要比孕龄小 2 周。但有时药物撤退可导致排卵延迟,月经周期过长将导致实际孕龄小于停经的孕周。

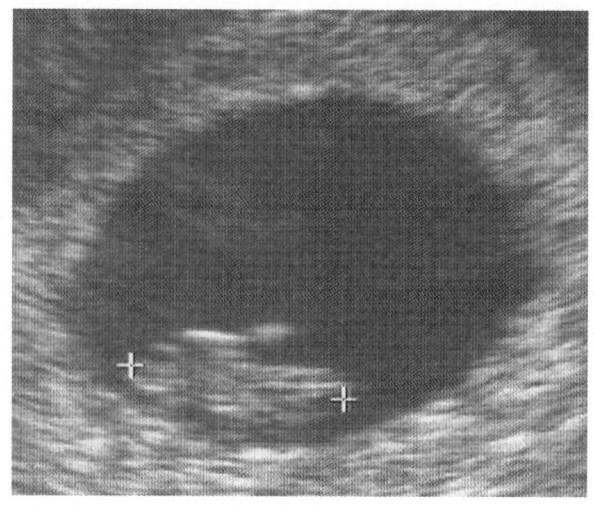

图 2.1 CRL 14mm = 7 周 + 4 天。

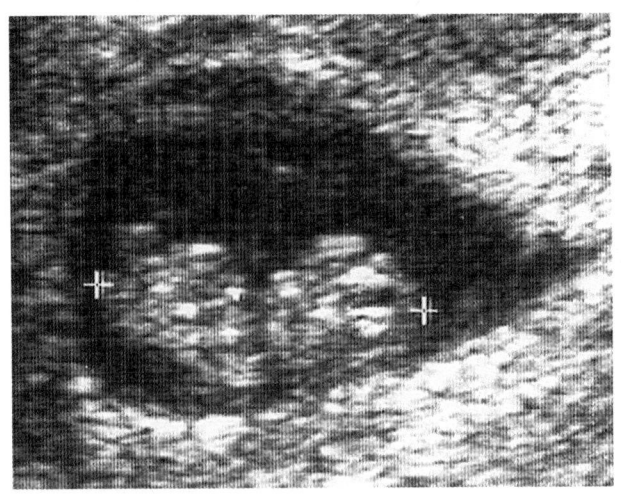

图 2.2 CRL 24mm = 8 周 + 6 天。

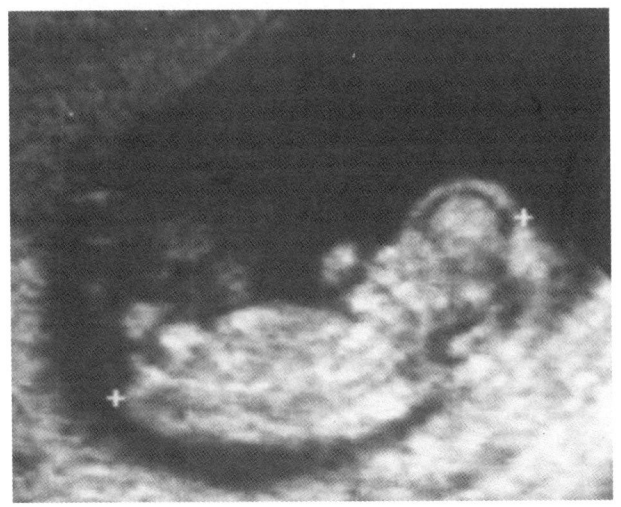

图 2.3 CRL 40mm = 10 周 + 5 天。

2. 为了更好地检查子宫，患者应充盈膀胱，尤其是孕龄小于 10 周的患者，此时子宫仍完全在盆腔内。如果膀胱空虚，除非患者体形消瘦，通常需采用经阴道超声。肥胖患者子宫或后屈位子宫均很难检查，如果经腹超声不能探查宫腔，采用经阴道超声可以很好显示。

3. 通过胎芽、胎心（fetal heart，FH）搏动确定宫内妊娠。如果看到胎心搏动，即可确定胎儿存活。经阴道超声最早在 4 周半可看见孕囊,大小约 2～4mm(图 2.4)。胎心搏动最早见于第 5 周,此时胎芽长约 2～4mm,但仍有 10% 的活胎妊娠测不到胎心搏动。环形的卵黄囊在 5 周时出现,大小约 10mm(图 2.5)。卵黄囊无预测价值,但是可证明为宫内妊娠。如果应用经腹超声,以上所见均延迟 1 周出现。

4. 自上而下、从左至右检查宫腔以确定是否是单胎、胎囊轮廓是否光滑。如果省略这一步,可能漏诊多胎妊娠。同时,应仔细检查子宫壁除外子宫肌瘤、子宫畸形,检查附件除外卵巢囊肿。

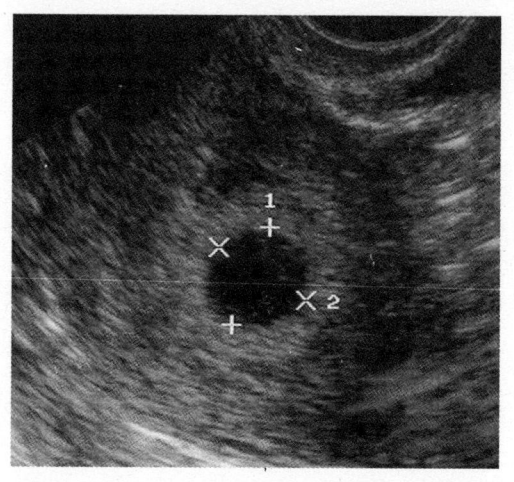

图 2.4　宫内孕囊(4 周 + 6 天),大小 12 mm × 11mm。

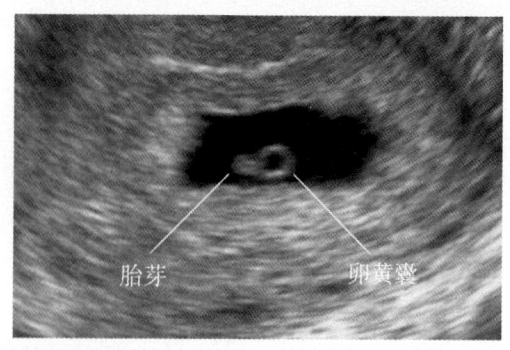

图 2.5　卵黄囊以及胎芽(5 周 + 3 天)。

2.1 活胎妊娠

典型病例（图 2.6 A、B）

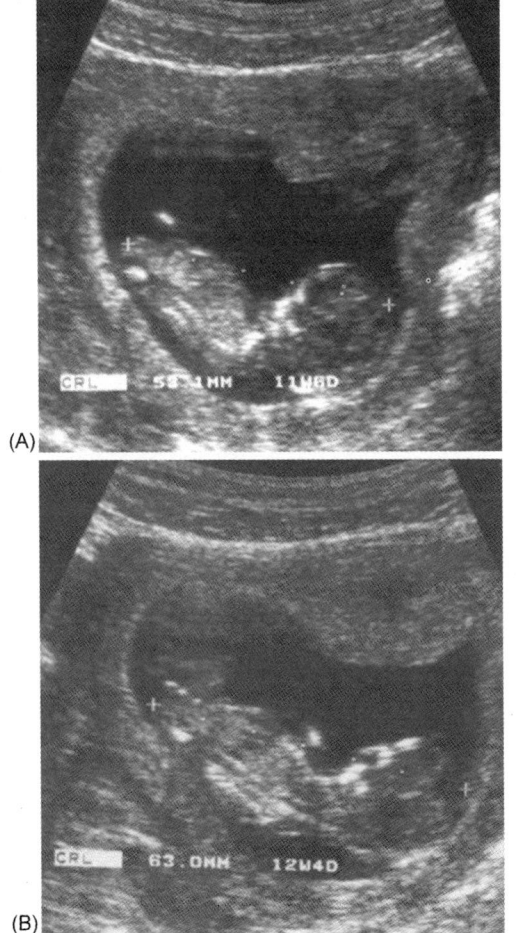

(A)

(B)

这两张图测量了同一胎儿的 CRL。根据患者 LMP 计算，孕龄为 12 周 + 5 天。B 图更为准确的测量值与孕龄相符。因此，测得胎儿在非屈曲状态时的最大测量值非常重要。

5. 移动探头，选取胎儿长度最大的那幅影像，将其固定并量取胎儿长度，这就是所谓的顶臀长度。重复测量直到测量值恒定，通常测量三次即可。仪器的内部程序就可直接将测量值转化为孕龄。注意不要误测成卵黄囊，因为在早孕期容易误认为是胎头。如果在早孕末期测量，因胎儿活动，会影响测量准确性，如图所示（图2.6A、B）。

6. 最后，将测得的 CRL 转化计算得出的孕龄与月经日期加以对比。测量值准确率在 4 天之内，只要误差在 1 周内就不必改变患者的预产期（expected date of delivery，EDD）。

检查要点
通过 LMP 计算孕龄
识别宫腔及孕囊
检测胎心搏动以证实胎儿存活
除外多胎妊娠
检查附件
测量 CRL
核对预产期

记忆要点		
	最早出现超声声像学特征的时间	
	经阴道超声	经腹超声
宫内孕囊（2~4mm）	4.5 周	5.5 周
胎心搏动，CRL 2~4mm	5 周	6 周
卵黄囊（10mm）	5 周	6 周

2.2 死胎妊娠

如果检查过程中看不到胎心搏动,考虑为死胎妊娠,会导致流产。患者可无任何临床症状或表现为阴道褐色分泌物,或单纯为出血。如果检查不到胚胎,也无胎心,称为无胚胎妊娠。如可检查到胚胎,但无胎心搏动称为稽留流产。这些均与胎儿早期死亡密切相关。但是确认死胎妊娠要特别谨慎,必须严格遵循操作常规以免使正常妊娠误诊。

检查时应遵循制定好的流程,检查完毕要出具一份标准化报告(表2.1)。除非你已经能够胜任,操作应有上级医师指导,即便是这样,也需要有上级医师可以随时请示。首先了解患者的病史并将超声所见告知患者。如果诊断为死胎妊娠,需对患者进行心理安慰。

1. 检查前了解病史。早期妊娠出血意味着患者有流产危险,除非患者存在像宫颈息肉这样的局部病因。如出现疼痛,可能是子宫为排出血块或者胎儿而收缩所致。如果出现宫颈扩张,那么流产就不可避免。如果有组织排出,可能是不全流产,也可能是完全流产。如果宫腔内显示不规则高回声区,提示为不全流产(图2.7),但是常常很难鉴别是血块还是滞留的组织。当胎儿完

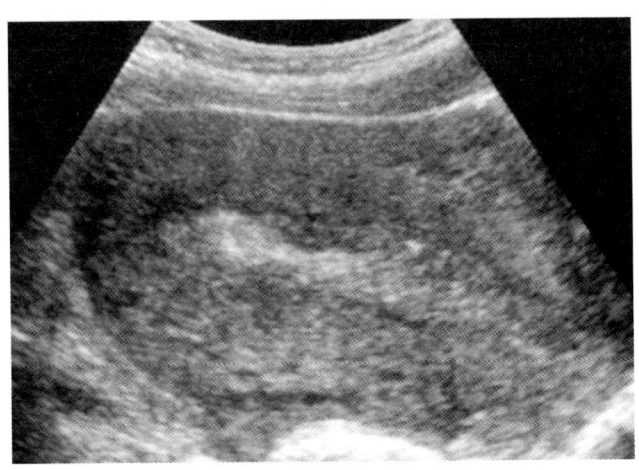

图2.7 不全流产表现为宫腔内高回声组织。

第2章 早孕（早期妊娠）

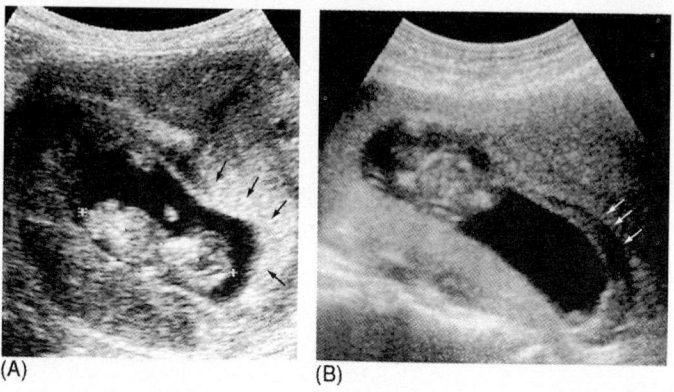

图 2.8 2例蜕膜后或绒毛膜下血肿，均由叶状绒毛膜边缘延伸（见图4.3胚胎学）。A．血肿为致密回声，提示为血块；B．无回声。

全排出，宫腔空虚呈清晰的线形回声时，为完全流产。

2. 经腹超声观察胎芽或胎心有困难时，应采用经阴道超声（见第7章）。如果分辨率低是由于子宫屈曲或肥胖所致，经阴道超声很容易解决这个问题，一旦发现宫腔就很容易确定胎儿是否存活。如果患者膀胱过度充盈，排尿后会感觉较为舒适。膀胱内有少许尿液有助于检查。

3. 观察孕囊，看其外形是否规则，是否只有一个孕囊。孕囊有时不规则或变扁，有时有血肿形成的证据（图2.8）。囊腔可能不止一个，因此需要全面检查子宫。从三个平面测量其直径，取平均值，如果囊腔平均直径>20mm，并且无证据表明这个囊是胚胎或是卵黄囊，则高度提示无胚胎妊娠（图2.9）。为证实此诊断，应排除其他诊断。我们建议在7天后复查，然后下结论。

4. 检查孕囊的内容物，确定是否存在卵黄囊、胎心以及是否有胚胎。如果看到胚胎，测量 CRL。如果 CRL > 6mm 但无胎心，高度提示稽留流产（图2.10）。除非临床资料提示为其他疾病，应将检查结果告知患者并在 7 天后复查。

5. 仔细考虑鉴别诊断。如果看到孕囊，但是看不到胎芽或胎心，不外乎三种情况：早期活胎妊娠、无胚胎妊娠以及异位妊娠。出现胎芽、胎心或是卵黄囊可排除异位妊娠。如果囊腔平均直径 < 20mm，或者 CRL < 6mm，应在不少于 7 天后进行复查以确定胎儿是否存活。临床医师会考虑患者所有的临床症状，在

超声检查后做出最终诊断。

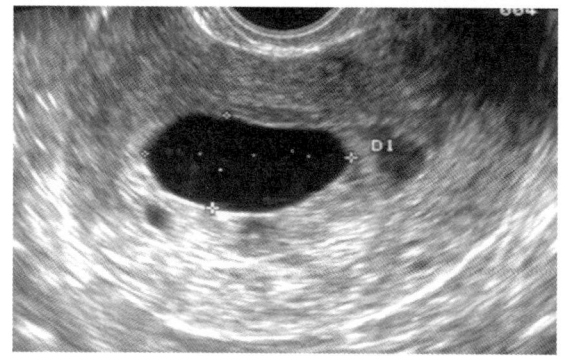

图 2.9（A） 经阴道超声所见空孕囊，大小为 37 mm × 18 mm × 25mm，高度提示无胚胎妊娠。

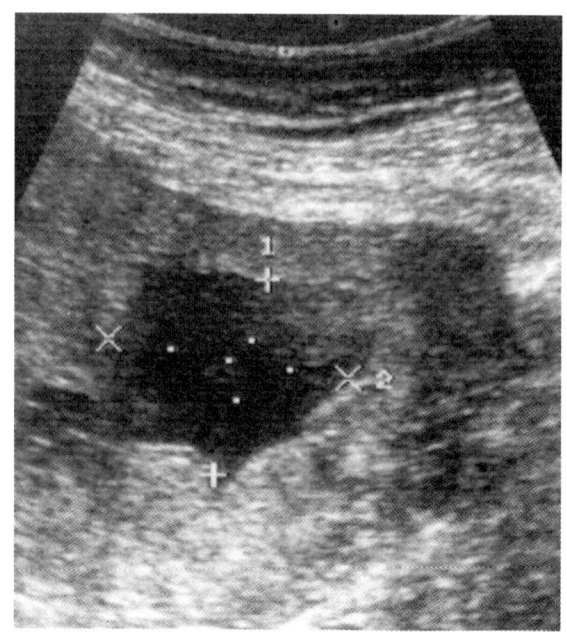

图 2.9（B） 无胚胎妊娠，孕囊变扁，大小 25 mm × 27mm × 28mm。

第 2 章 早孕（早期妊娠）

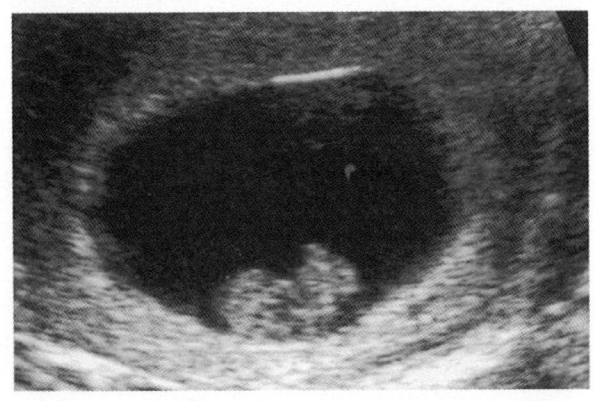

图 2.10 CRL 15mm = 7 周 + 5 天。胚胎位于孕囊底部，看不到胎心。患者停经 12 周，阴道有褐色分泌物 5 天，超声提示为稽留流产。

流产的分类
先兆流产
稽留流产
难免流产
不全流产
完全流产

表 2.1　标准报告示例		
日期		
扫描方式	经腹超声	经阴道超声
孕囊	是	否
	规则	不规则
囊腔平均直径		
胎芽	有	无
CRL		
胎心搏动	有	无
卵黄囊	有	无
残留组织	有	无
附件异常	有	无
盆腔内游离液体	有	无
结论		
超声检查医师		

2.2 死胎妊娠

检查要点

了解病史
经阴道超声检查
检查孕囊（数目、外形、是否有血肿）
检查内容物（卵黄囊、胎心、胚胎）
鉴别诊断（孕周错误、死胎、异位妊娠）
与患者沟通
出具格式化报告

记忆要点

1. 孕囊平均直径＞20mm，无胚胎或卵黄囊证据高度提示无胚胎妊娠。
2. CRL＞6mm，无胎心搏动高度提示稽留流产。
3. 7天后经阴道超声复查明确诊断。

典型病例（图2.11A、B）

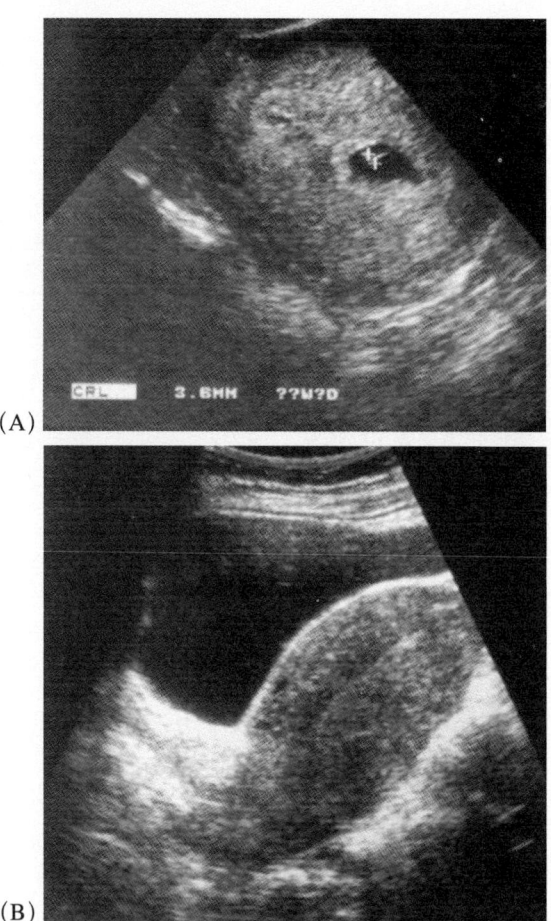

(A)

(B)

患者妊娠6周，出现阴道流血。A．第一次超声检查示宫内孕囊，大小为17 mm × 23mm。有一约3.6mm的小胎芽，未见胎心搏动。尚不能做出早期胚胎死亡的结论。建议患者1周后复查。B．患者将组织排出，超声复查显示宫腔空虚并伴清晰的线形回声，提示完全流产。

2.2 死胎妊娠

典型病例（图 2.12A-C）

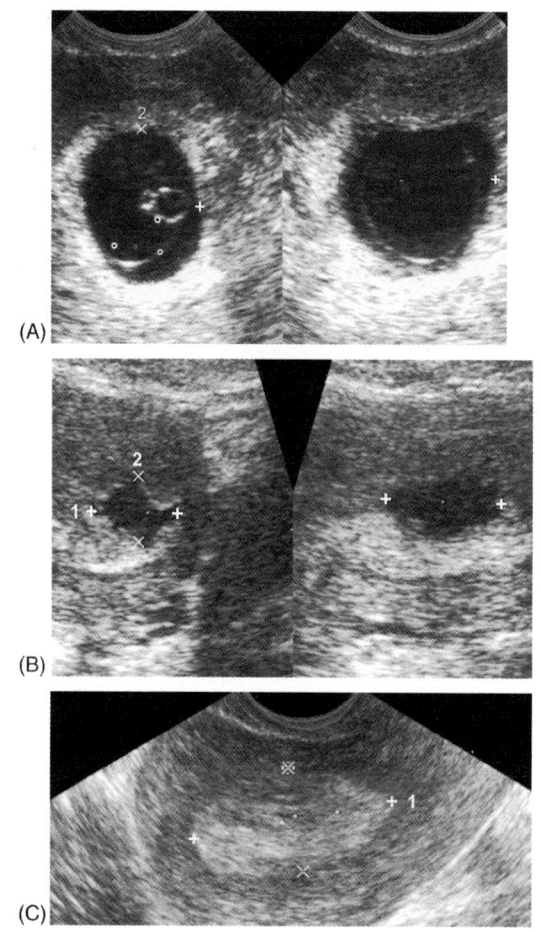

患者孕龄6周，出现阴道出血。A．超声可见卵黄囊以及邻近的小胎芽。亦可见胎心搏动，诊断为活胎妊娠。B．患者继续出血，1周后复查显示孕囊变扁，平均直径约15mm，看不到胎心搏动以及胎芽。患者了解病情后希望保守治疗。10天后由于大出血复诊，诉有组织排出。C．超声显示宫腔内可见高回声的残留组织，大小约36 mm × 18mm。该患者选择了清宫术。

2.3 异位妊娠

异位妊娠的典型症状是停经、阴道出血以及腹痛,上述症状有可能同时出现。超声检查很多时候不能确诊,而只是提示有异位妊娠的可能。需结合临床症状、体征以及血hCG水平进行诊断。一般情况下应选用经阴道超声。

1. 在不能确诊宫内活胎妊娠时,应考虑异位妊娠。如果患者妊娠实验阳性,但宫腔内未见孕囊,除非病史表明完全流产,否则应高度怀疑异位妊娠。受妊娠激素水平的影响,子宫内膜蜕膜以致出现假蜕膜或假孕囊,使宫内形态不清楚。15%的异位妊娠宫内会表现假孕囊。宫腔中央常可见小于10mm的子宫内膜积液,周围可见单回声环。而正常的绒毛膜囊位于宫腔的一侧。临床上鉴别宫内真正的妊娠囊(图2.4)和假孕囊(图2.13-2.15)常常很困难,尤其是当囊直径小于5mm时。患者可能会将蜕膜化的内膜排出,有时呈蜕膜管型,而被误认为是妊娠组织。

2. 检查附件。70%的异位妊娠患者的附件会出现异常,但表现不一,通常只能提示异位妊娠,而不能确诊。只有在宫腔外见到完整的孕囊并有胎心搏动时,才可明确诊断异位妊娠。如果在卵巢可见孕囊,周围有高回声环(面圈征或月晕征),也基本可以诊断。而最常见的征象为卵巢周围混合回声的非囊性包块。

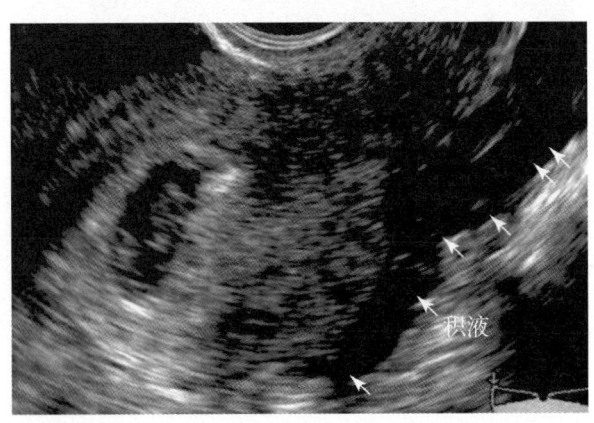

图2.13　经阴道超声显示宫腔内假孕囊,直肠子宫陷窝可见大量积液。患者随后行开腹手术及右输卵管切除术。血红蛋白降至7g/dl,腹腔可见1000ml出血。

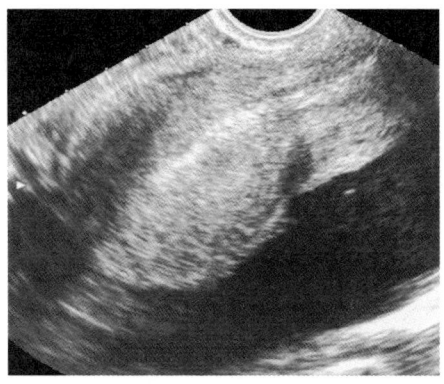

图 2.14 异位妊娠患者,宫腔内无孕囊,直肠子宫陷窝可见 500ml 出血。

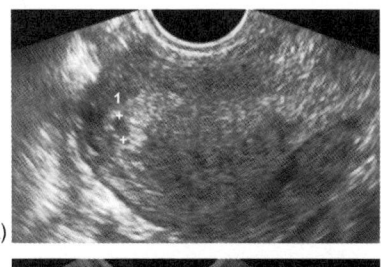
(A)

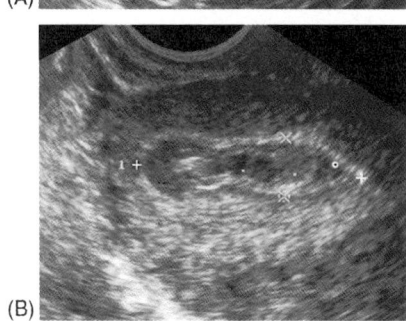
(B)

图 2.15(A、B) 异位妊娠不同"宫内孕囊"的表现。

囊周出血及输卵管破裂是出现这些改变的原因。80%的患者黄体位于异位妊娠侧。但黄体、盆腔炎性病变、子宫内膜异位症、输卵管积水以及小肠也可出现类似异位妊娠的超声表现。

3. 最后,估测一下直肠子宫陷窝内游离液体的量。如果患者出血很多,子宫后方可见无回声区(图2.13、2.14)。但正常情况下直肠陷窝内也可有少量积液。

4. 鉴别诊断。需要与早期的死胎或活胎妊娠进行鉴别,做出明确诊断大约需1周的时间。超声发现结合血hCG水平分析可极大提高诊断准确率。当血hCG>1500 IU/L，90%的活胎妊娠经阴道超声检查可见宫内孕囊。但是，血hCG水平在不同的测量方法其标准值不一，而且与超声检查者的水平也有很大关系。经腹超声诊断时，血hCG界值可高达6500 IU/L，才可见到宫内孕囊。活胎妊娠时，血hCG水平自最初的100 IU/L至10周时50～100 000 IU/L不等，在20周左右下降至10～20 000 IU/L，血hCG维持此水平直至分娩。正常妊娠时，血hCG水平在1200 IU/L以下时，每2日增加1倍，而血hCG水平在6000 IU/L以下时，每3日增加1倍。异位妊娠或死胎妊娠时则无此变化。

检查要点

询问病史
经阴道超声评价宫内情况
检查附件及直肠子宫陷窝
鉴别诊断——早期活胎、死胎以及异位妊娠

记忆要点

1. 当血hCG＞1000 IU/L时，应使用经阴道超声探查宫内孕囊。
2. hCG＜1200 IU/L时，每2日增加1倍，而当hCG＜6000 IU/L时，每3日增加1倍。
3. hCG水平在妊娠10周时达到最大值，大约为50～100 000 IU/L。

2.3 异位妊娠

典型病例（图 2.16）

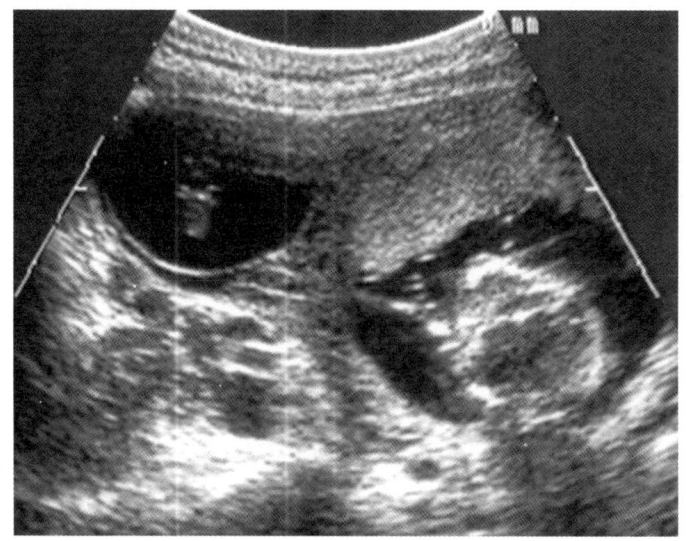

　　这幅图像显示的是一种非常少见的情况，宫内妊娠以及宫角异位妊娠并存。由于持续性腹痛，患者在妊娠18周时行开腹手术，去除异位妊娠病灶并缝合子宫壁。随后患者在38周时行选择性剖宫产手术。像这种宫内以及宫外妊娠并存的情况称为异源性妊娠，其自然发生率约为 1/10 000～1/50 000，而在辅助受孕孕妇中发生率较高，约为 1/4000。

2.4 多胎妊娠

多胎妊娠时,早孕期行超声检查确定绒毛膜及羊膜囊情况非常必要。由于单绒毛膜囊双胎妊娠两个胎儿共用一套血液循环系统,单羊膜囊双胎妊娠两个胎儿只有一个羊膜囊,围生期死亡率增高。了解双胎妊娠时胚胎的形成有助于理解超声所见。

胚胎学

双卵双胎妊娠时,两个卵子分别受精,分开着床,形成双卵孪生。每个胎儿有自己的孕囊或绒毛膜囊,是双绒毛膜、双羊膜囊妊娠(图2.17)。单卵双胎妊娠时,一个卵子受精,随后受精卵分裂形成单卵孪生。30%的受精卵在着床前分裂形成双绒毛膜、双羊膜囊单卵双胎,而其余70%的受精卵在着床后分裂,为单绒毛膜(表2.2)。至于羊膜囊,根据受精卵分裂的时间而有所不同:如果在着床后4~8天分裂形成双羊膜囊双胎妊娠,在8~13天后分裂形成单羊膜囊双胎妊娠,在13~16天后分裂也形成单羊膜囊双胎妊娠但可导致联体儿。因此,受精卵分裂愈晚,危险性愈大。

1. 在超声检查时常常是意外发现双胎妊娠,常见于施行助孕技术后的孕妇。对孕妇来说双胎并不一定是件高兴的事。检查时必须在同一时间观察到两个胎儿,并根据胎心确认每个胎儿都存活。横向、纵向扫查整个宫腔,确保没有遗漏其他胎儿。需应用经阴道超声确认绒毛膜以及羊膜囊数目。

2. 最早在妊娠第5周通过简单的观察孕囊的数目以确定绒毛膜腔的数目,此时容易误诊,因此需要在9~14周时进行复查。

3. 在妊娠第8周,羊膜与胚胎分离,此时可确定羊膜囊的数目。随着羊膜囊增大以及绒毛膜与羊膜融合,羊膜外间隙逐渐消失。双绒毛膜双羊膜囊妊娠时,两个绒毛膜囊距离很近,分隔膜增厚,与子宫壁相连处呈楔形,称为"双胎峰征"或"λ征"(图2.18)。单绒毛膜双羊膜囊妊娠时,两个胎儿的羊膜紧贴形成一细膜,当羊膜腔外间隙消失时,其与宫壁呈90°分离,称之为"T"征(图2.19)。单绒毛膜单羊膜囊双胎时,两个胎儿只有一个卵黄囊,没有分隔的膜(图2.20)。

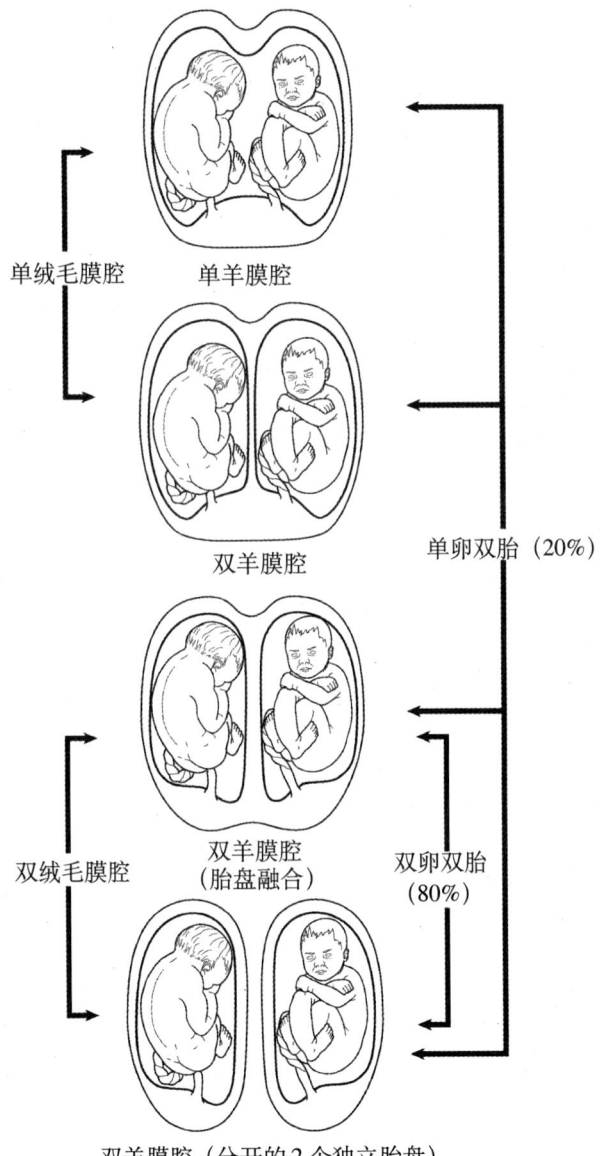

图 2.17 双胎妊娠胚胎学。

图 2.18 双绒毛膜双胎的 λ 征。

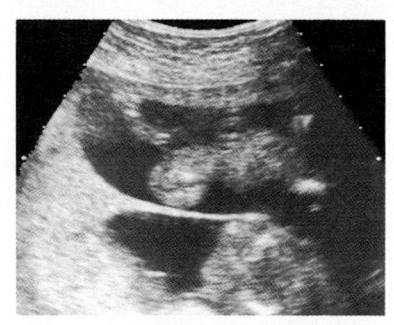

图 2.19 单绒毛膜双羊膜腔双胎的 T 征。

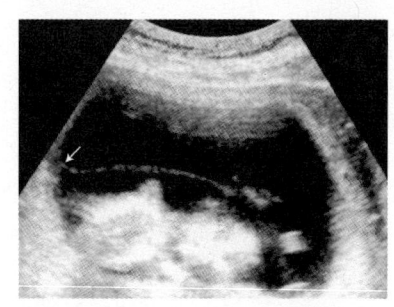

图 2.20 单绒毛膜单羊膜囊双胎无分隔膜。

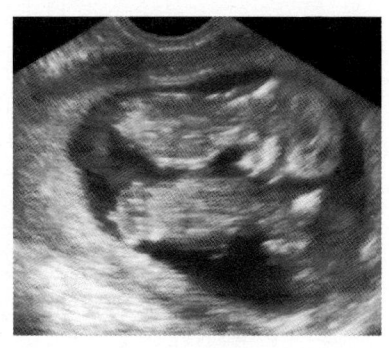

在中孕期以及晚孕期，λ 征消失，确定绒毛膜的数目更加困难。至妊娠 20 周时，大约 10% 的双绒毛膜妊娠看不到 λ 征。如果在早孕期未确定绒毛膜数目，也看不到 λ 征，观察胎儿的性别、胎盘的数目以及双胎间膜的厚度可能会有帮助。当膜的厚度>2mm 时，双绒毛膜双胎可能性非常大（图 2.21）。

2.4 多胎妊娠

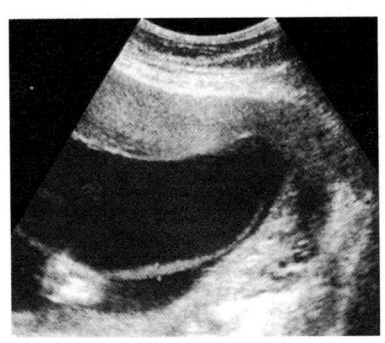

图 2.21 妊娠 20 周时测量膜厚度为 4.6mm, 符合双绒毛膜双胎。

表 2.2 绒毛膜
双卵双胎（80%）
－都是双绒毛膜腔
单卵双胎（20%）
－单绒毛膜腔（70%）
－双绒毛膜腔（30%）

检查要点
妊娠 5 周时确定绒毛膜数目
妊娠 6 周时观察胎心搏动确定胎儿数目
妊娠 8 周时确定羊膜囊数目

记忆要点
1. 双绒毛膜双羊膜囊双胎围生期死亡率最低。
2. λ 征见于双绒毛膜双胎妊娠。
3. 单绒毛膜双羊膜囊双胎妊娠时，分隔膜很薄，与宫壁成直角。
4. 双绒毛膜双胎时，双胎可以是单卵也可以是双卵。
5. 单绒毛膜双胎妊娠时，双胎为单卵受精（两个胎儿完全一样）。
6. 至妊娠 20 周时，大约 10% 的双绒毛膜双胎看不到 λ 征。观察膜的厚度、胎儿性别以及胎盘数目可能会有帮助。

2.5 葡萄胎妊娠

完全性葡萄胎（水泡状胎块）在英国是一种少见的妊娠疾病，发病率1/3000；而在远东地区发病率较高，为1/300。完全性葡萄胎常见的临床症状为阴道流血、剧吐、高血压以及子宫大于停经月份。葡萄胎继发绒毛膜癌的几率大约为10%～20%，因此必须对所有病例登记并进行尿hCG水平的随访。95%的葡萄胎染色体核型为典型的二倍体（46XX），为父系来源。

早孕期，超声诊断部分性葡萄胎并不可靠，需要组织学证实异常滋养层细胞增殖。90%的部分性葡萄胎是三倍体（69XXX或69XXY），如果存活时间在3月以上，在妊娠16周会出现早期宫内发育迟缓的症状。部分性葡萄胎恶变率为0.5%～3%，必须分区域对这些患者进行登记，确保追踪和随访患者的hCG水平。

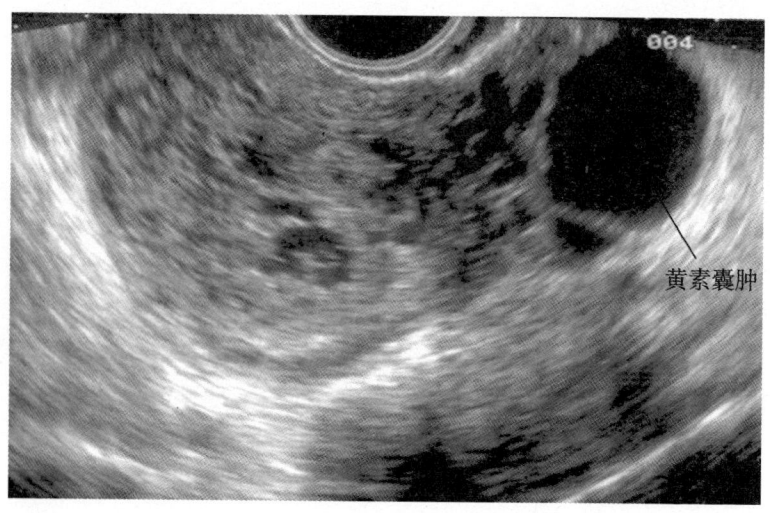

图2.22 水泡状葡萄胎时宫腔内可见多发的无回声囊，同时可见直径3cm的黄素囊肿。

1. 诊断水泡状葡萄胎并不难，常规的早期孕检或因阴道流血而行超声检查时均可发现。超声检查显示宫内充满多个无回声透亮区，呈葡萄状排列（图2.22）。葡萄胎内无胚胎组织。20%的葡萄胎可见卵泡膜黄素化囊肿。完全性葡萄胎与活的双胎并存的情况很少见。
2. 超声征象能够提示部分性葡萄胎的改变。在早孕期，稽留流产时胎儿已死亡且绒毛膜水肿时，超声征象非常典型。在绒毛膜甚至有时在羊膜腔内可见多发的无回声区。这些水肿性的改变以及组织学证实对确诊部分性葡萄胎是必不可少的。中孕期，胎盘增大，伴有多囊无血流的透亮区。在18～22周进行超声检查时，胎盘明显增厚（＞4cm），胎儿早期宫内发育迟缓也非常明显。

第2章 早孕（早期妊娠）

典型病例（图 2.23）

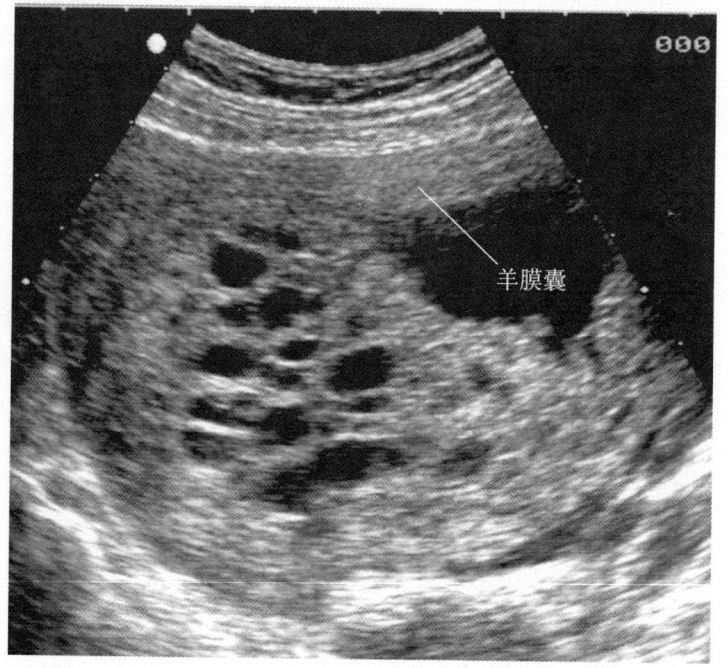

这幅超声图像显示了绒毛膜的水肿改变，羊膜腔内可见胎儿（图中未显示），CRL 为 63mm，估计胎龄为 12 周 + 4 天。但患者行超声检查时，孕龄为 20 周，早在妊娠 9 周时检查证实胎儿存活。这表明该患者稽留流产，绒毛膜发生退行性改变。患者随后终止妊娠，绒毛膜病理证实为部分性葡萄胎。染色体核型为三倍体（69XXY）。此患者将进一步行 hCG 随访。

记忆要点

1. 早孕期超声可诊断完全性葡萄胎。
2. 中孕期超声可提示部分性葡萄胎，90% 的病例染色体核型为三倍体。
3. 登记所有的完全性和部分性葡萄胎病例并行尿 hCG 随访。

2.6 颈项透明带

通过测量颈项透明带（nuchal translucency, NT）厚度可以判断积聚于胎儿颈背部皮下的淋巴液情况。测量通常在妊娠 10～14 周之间进行（CRL 约为 45～84mm），此时胎儿的淋巴系统发育形成。妊娠12周时最容易测量，但这需要有高分辨率的机器，操作者应有耐心，准确地测量大约需要 15 分钟。

颈项透明带的厚度大于3mm时，胎儿异常的风险约为10%，而当其超过6mm时，风险增至90%。这种异常主要为染色体异常，或者是心脏以及神经肌肉系统的异常。如果染色体核型正常而测量值增大，需要进行更细致的检查以除外其他部位的畸形。

结合母亲的年龄、NT 和 CRL 测量值、血清游离 β-hCG 水平以及妊娠相关血浆蛋白 A（pregnancy associated plasma protein-A, PAPP-A）水平，可准确计算唐氏综合征的风险。

1. 告知患者超声测量 NT 是一种筛查方法，测量值异常可能与某种胎儿异常相关，因此可能需要进一步检查。但测量值正常并不能保证胎儿正常。确认患者愿意做这项检查。
2. 像测量 CRL 那样找到胎儿的长轴，在矢状位显示胎儿的脊柱，胎儿应在自然屈曲状态下测量，而不应在过度伸展时测量。
3. 分清羊膜与胎儿颈后部的皮肤。当胎儿活动时，两者容易区分。区分这两者非常重要，否则会引起误差。
4. 将图像放大显示胎头以及上胸部。为更好放置卡钳测量器，应减少增益，使边缘清晰。组织谐波成像使边缘增厚，不应采用。
5. 确定胎儿颈部无回声区并测量 NT 厚度（指颈段脊柱皮肤与软组织间的距离）的最大值（图 2.24），重复测量直到满意为止，取最大值（图 2.25、2.26）。

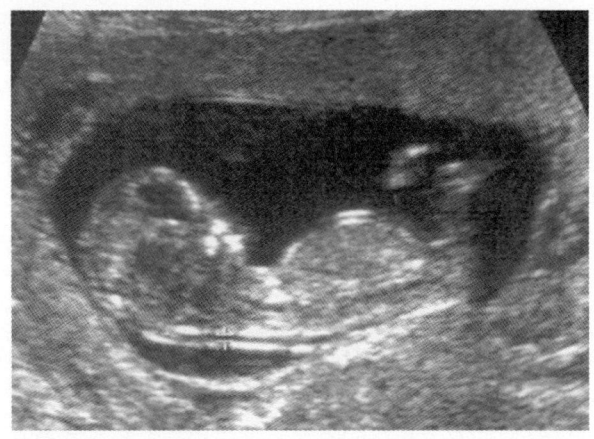

图 2.24　颈项透明带的测量。注意要与羊膜分开。

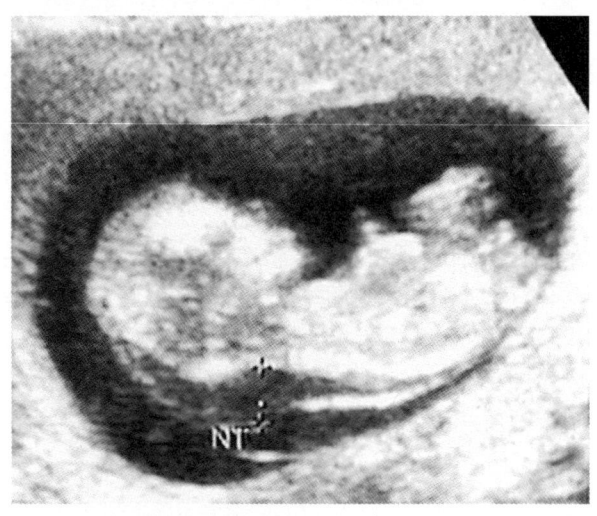

图 2.25　颈项透明带厚度为 6.2mm。

2.6 颈项透明带

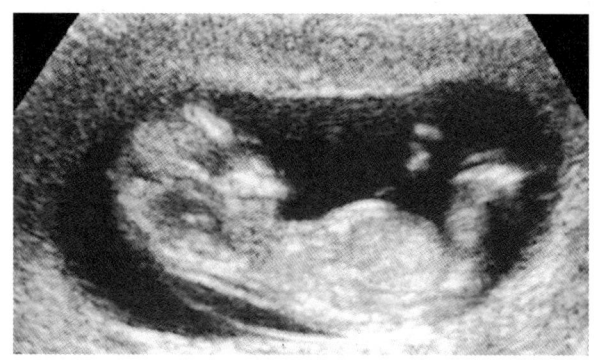

图2.26 颈项透明带的厚度是否增加了呢？实际上是正常的。如将羊膜测进去，测量值自然变大，注意不要犯此类错误。

检查要点
询问病史
获取胎儿在自然屈曲状态时的矢状位图像
分清羊膜
放大图像、减少增益，避免谐波成像
测量颈项透明带厚度最大值
打印图像，检查图像大小、胎头位置、羊膜、皮肤线以及卡钳的放置情况

记忆要点
1．颈项透明带>3mm，可能与染色体异常或其他异常相关。
2．在妊娠10~14周时进行测量（CRL为45~84mm）。
3．分清羊膜，避免假阳性。

2.7 胎儿畸形

妊娠 11～14 周进行的早期超声检查可检测到胎儿的某些异常，13周后检出率增高，经阴道超声可提高检出率。但检查时要谨慎，同时应熟知胚胎发育过程中的潜在缺陷。

1. 大脑半球大部为侧脑室占据，且侧脑室内脉络丛相当明显。这并非脑积水。在妊娠7～9周时，前脑看起来更像一单独脑室。
2. 妊娠8～12周时中肠疝入脐带是正常的生理性变化（图2.27）。不要误诊为脐疝，如果疝囊平均直径大于7mm、CRL＞68mm，则脐膨出可能性更大。
3. 妊娠11周时肾开始具有功能，在早孕期即使肾发育不全，羊膜腔内液体体积也可正常。

早孕期不必进行详细的解剖结构检查，但对高危患者应仔细检查。同时，应熟知在早孕期某些容易识别的大体结构的异常和在临床实践中经常遇到的大体结构的异常。

无脑畸形

颅骨及脑组织缺失造成无脑畸形。妊娠10周时头颅开始骨化，

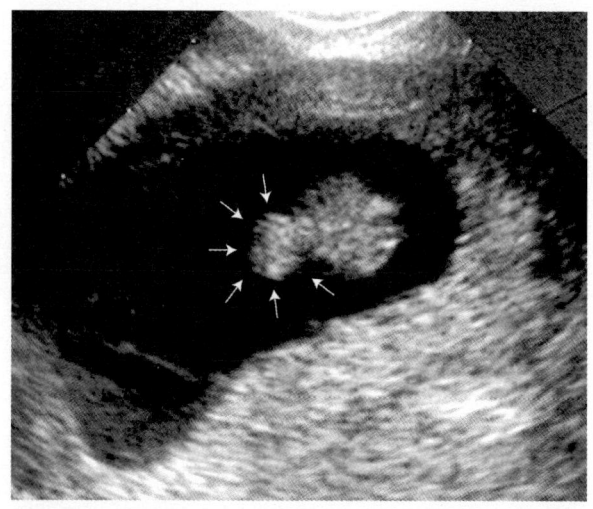

图2.27 妊娠10周时可见生理性的脐膨出，3周后复查显示腹壁完好。

在12周时完成，所以在12周后才能做出无脑畸形的诊断。

在早孕期可见到脑组织，因此，头的轮廓可能正常，脑组织也可能看似完整，呈疝状改变，但无颅穹隆，称之为脑膨出（图2.28）。这种漂浮、暴露脑组织随孕龄增加而逐渐溶解。

1. 在矢状面，如果颅骨顶端很小就应怀疑无脑畸形（图2.29）。
2. 测量CRL，测量值会小于孕龄。
3. 测量股骨长度（femur length，FL），与孕龄相符。
4. 此时应检查一下面部，如果呈蛙眼状改变即可诊断（图2.30）。

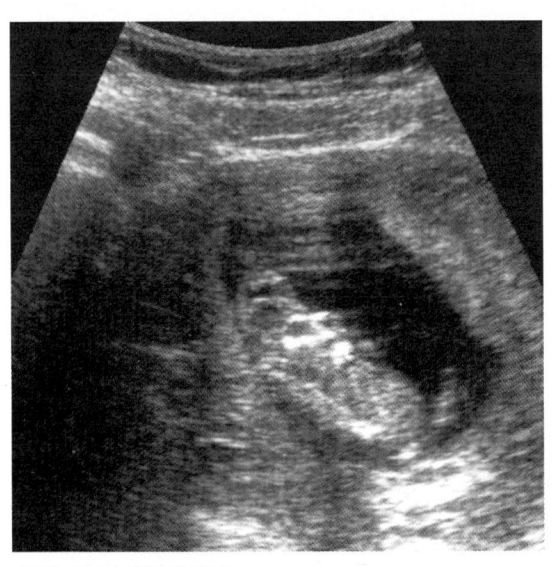

图2.28　妊娠10周时的脑膨出。

前脑无裂畸形

脑组织分裂成大脑半球和侧脑室，如果分裂不完全则形成前脑无裂畸形。大脑半球间裂隙、侧脑室以及丘脑部分或完全融合形成半叶或全叶前脑无裂畸形。此畸形为中线缺损并常常伴有面部异常。其中最严重的情况在妊娠3个月后即可诊断，与13三体有很强的相关性（图2.31）。

1. 妊娠12~14周时头部横断面扫查时就可以提示前脑无裂畸形。但要谨慎以免误诊，因为正常情况下每个侧脑室占据大脑半球的大部，脉络丛也相当明显。

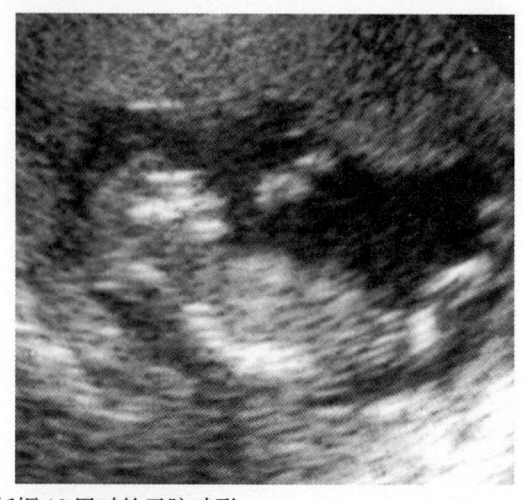

图 2.29 妊娠 12 周时的无脑畸形。

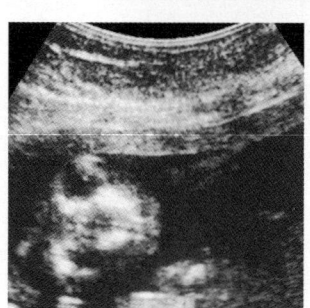

图 2.30 与图 2.29 为同一患者,显示蛙眼状改变。

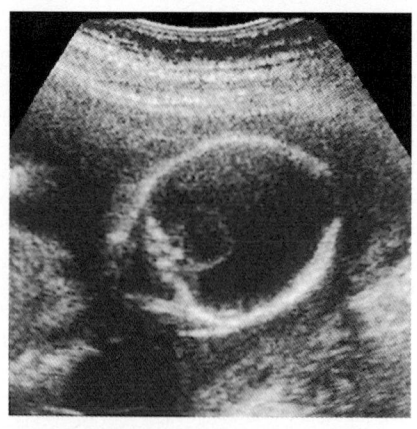

图 2.31 妊娠 14 周,前脑无裂畸形,患者随后终止妊娠。

2.7 胎儿畸形

2. 在严重的病例，只有一个单独的脑室，无中线回声，丘脑融合突入单脑室内。大脑皮质的边缘很清晰。

水囊状淋巴管瘤

淋巴液向两侧汇集，积聚于胎儿颈后外侧部，形成水囊状淋巴管瘤。分为2型，无分隔型（图2.32A）和有分隔型。无分隔型两侧均可见囊腔，有分隔型者淋巴液在颈后部大量积聚并有分隔将其分开（图2.32B）。在无分隔水囊状淋巴管瘤到有分隔型水囊状淋巴管瘤中，颈项切缘半透度增加，病情逐渐加重。最后，胎儿全身水肿（图2.33），预后非常差。80%的水囊状淋巴管瘤伴有染色体异常，主要是三倍体以及特纳综合征。如果继续妊娠，则淋巴管瘤逐渐缩小，有消失趋势。

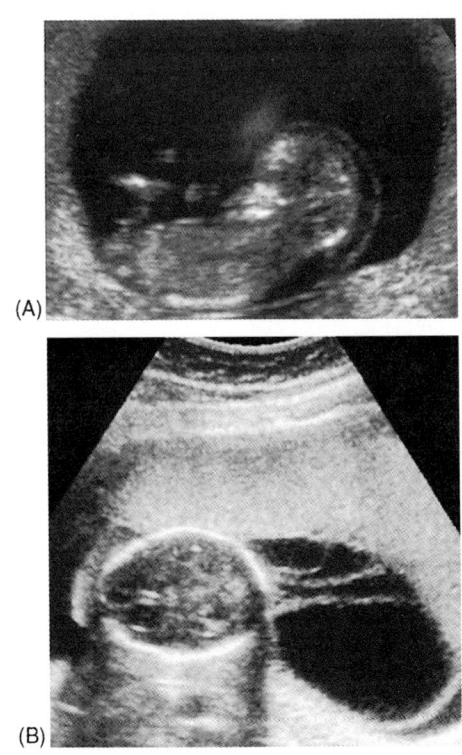

图 2.32　A．水囊状淋巴管瘤。绒毛膜活检，染色体核型为45XO（特纳综合征），患者终止妊娠。B．内有分隔的水囊状淋巴管瘤，胎儿后来被证实为18三体。

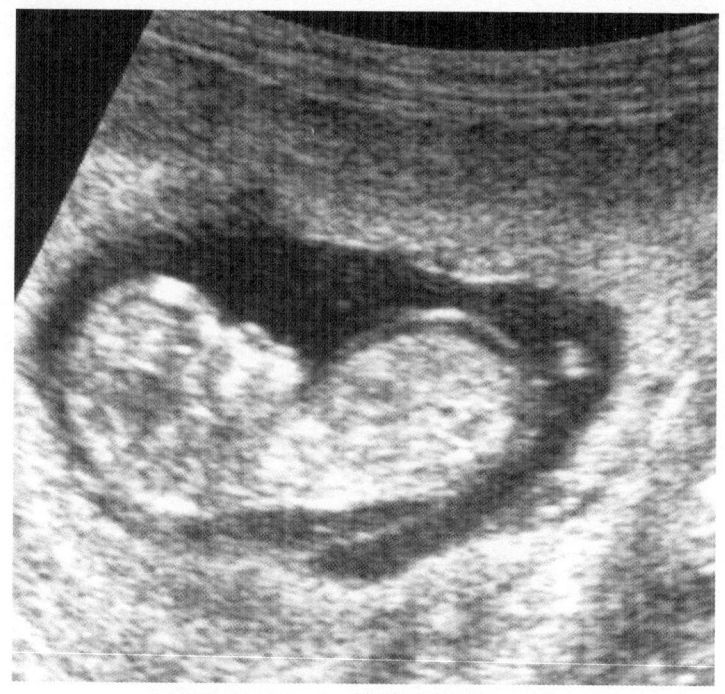

图 2.33 妊娠 12 周胎儿全身水肿。患者不愿意行产前诊断，15 周时复诊，无胎心。流产后绒毛膜染色体分析为 47XX + 18（18 三体）。

1. 在矢状切面对此病进行诊断。
2. 对可疑病例再进行颈部横断面检查，并确认有无分隔。
3. 检查胎儿有无水肿。
4. 建议患者行产前咨询和产前诊断，常用绒毛活检诊断胎儿染色体异常。

膀胱出口梗阻

男性胎儿后尿道瓣膜以及女性胎儿的尿道闭锁导致膀胱扩张，早在妊娠前 3 个月就可检测到。羊水量减少或正常，50% 的病例可见肾积水。正常情况下纵向直径的上限为 6mm，如 >16mm 则可能为严重的泌尿系疾病，染色体异常的可能性非常大。

1. 在胎儿矢状位可见膀胱扩张（图 2.34）。
2. 测量纵向直径。

3. 估测羊水量，查看有无肾积水。
4. 对患者进行咨询，将终止妊娠选择、染色体核型分析及动态监测的必要性告知患者。如果羊水过少，则应进行引流。

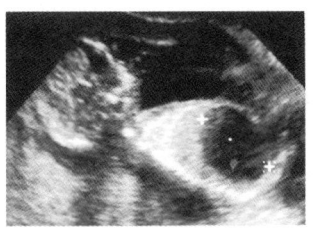

图2.34 膀胱扩张，直径为21mm。绒毛活检示47XY + 18（18 三体）。

典型病例（图2.35）

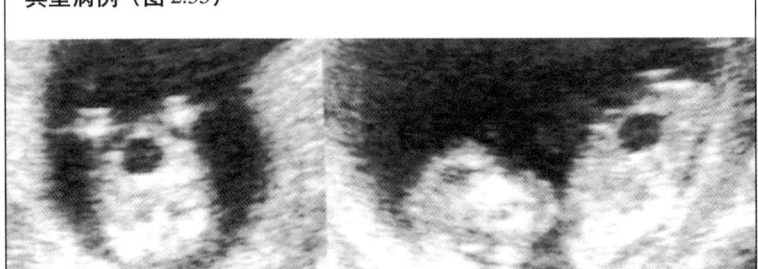

妊娠13周时胎儿腹腔内可见直径5mm的囊性结构。16周时消失，出生后新生儿正常。

记忆要点
1. 侧脑室占据大脑半球的大部。
2. 脉络膜丛非常明显。
3. 在妊娠8~12周时有生理性脐疝。
4. 早孕期肾功能对羊水量影响不大。
5. 早孕期最常见并可诊断的胎儿畸形为无脑畸形、水囊状淋巴管瘤、膀胱扩张以及前脑无裂畸形。

2.8 相关发现

在早孕期超声检查时,在宫腔内、子宫肌层以及附件有时会有相关异常发现。

宫腔内

A. 子宫异常

与解剖结构一致,在孕囊相邻部位可见空腔(图2.36)。在病史不明的情况下,超声很难判定子宫异常的确切类型,因为胚胎的变异多种多样。图2.37显示了各种子宫异常的类型,均是因为胚胎期副中肾管融合不全造成。

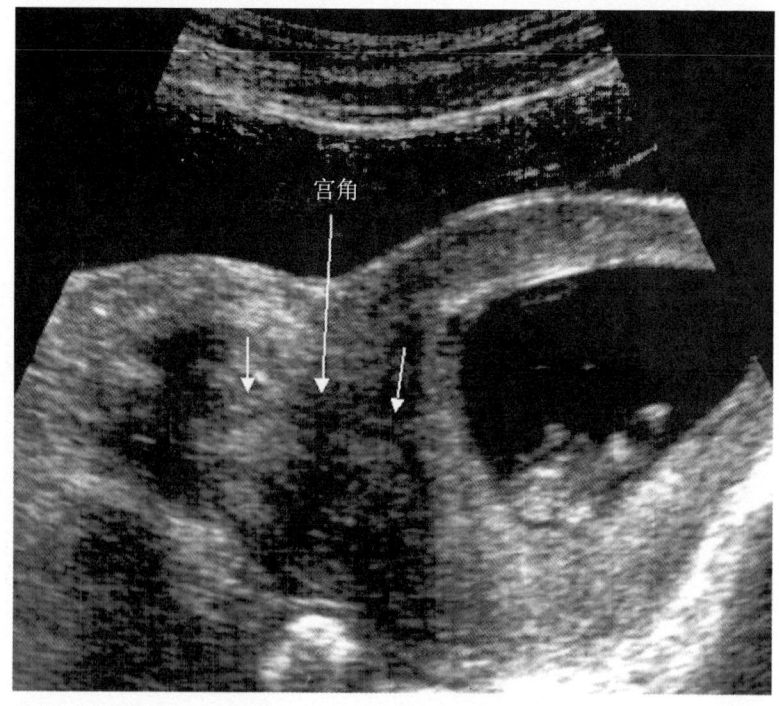

图2.36 双角子宫,孕囊旁可见另一空虚的宫角。

2.8 相关发现

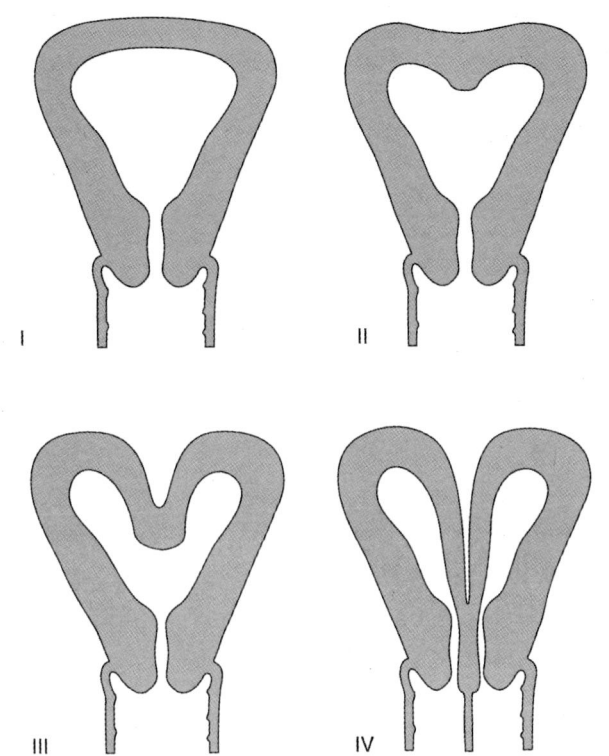

图 2.37 子宫异常。I.正常子宫；II.弓形子宫；III.双角子宫；IV.双子宫。

B．宫内节育器（intrauterine contraceptive device, IUCD）

患者或许会在有 IUCD 的情况下怀孕。必须要鉴别 IUCD 是在子宫内还是在子宫外。产科医师为降低流产或感染的风险更倾向于将 IUCD 取出，因此确定其位置非常重要。但如果 IUCD 位于宫底，由于取出宫底的 IUCD 本身更容易导致流产，这种情况下尝试去取 IUCD 并非明智选择。与之相反，如果发现 IUCD 位于宫颈内口，那么取出则很容易。有时 IUCD 位于宫腔外，超声不能发现，这样的患者在产后需行 X 线检查。

1. 超声下 IUCD 为一杆状结构。要求自上而下、自左至右详细检查子宫腔。

2. 确认 IUCD 存在时，描述其在子宫内的位置以及与绒毛膜的关系（是否植入）（图 2.38）。

第 2 章 早孕（早期妊娠）

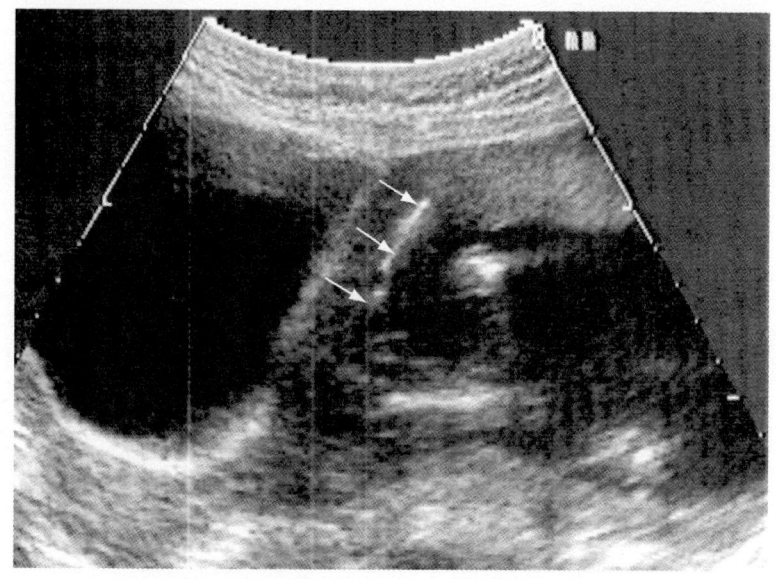

图 2.38 妊娠 16 周胎盘边缘可见 IUCD。经阴道看不见细线，所以不能取出。妊娠继续，无异常。

子宫

检查子宫壁时，有时会发现一个或多个子宫肌瘤，子宫肌瘤是一种子宫肌的良性疾病。在孕期，子宫肌瘤增大、血供增多，但不会导致异常。少数情况下，子宫肌瘤血供减少，发生"红色变性"，从而引起疼痛。

1. 描述子宫肌瘤在子宫的位置及大小，计算平均直径。如果子宫肌瘤很大且位于宫颈附近，在分娩中会阻碍胎头娩出。子宫肌瘤可位于黏膜下、肌壁间以及浆膜下（图8.15）。如果位于黏膜下或肌壁间，会导致宫腔变形。一般情况下不会导致异常，但有时会导致反复流产或胎儿的挤压变形，但这种情况罕见。
2. 描述子宫肌瘤的超声下形态。正常情况下，子宫肌瘤的回声均匀一致，但如果钙化则可形成高回声，退变也可形成无回声区。

子宫外

早期超声检查发现附件肿物时，应仔细考虑鉴别诊断（表2.3）。

最常见的为卵巢囊肿，大多数为单发，直径＜6cm（图2.41）。这是由于受妊娠激素影响而形成的生理性囊肿，无需处理。直径＞6cm的囊肿如果发生扭转会引起疼痛，也会阻碍分娩。如果囊肿外观为良性、CA125水平正常，产科医师可行保守治疗，产后6周进行超声复查。如果囊肿多发或含有实性成分、不能排除恶性，则需要引起注意，常需进行手术切除。

典型病例（图2.39）

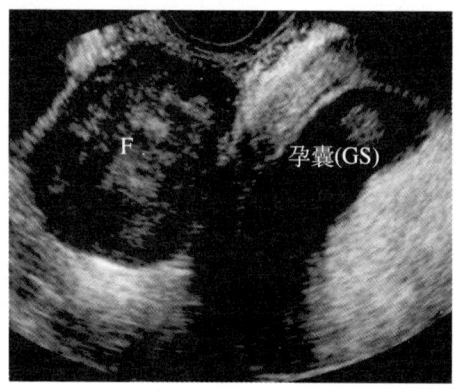

此患者疑为双角子宫，行二次超声检查，实际上为肌壁间子宫肌瘤(F)。

典型病例（图2.40）

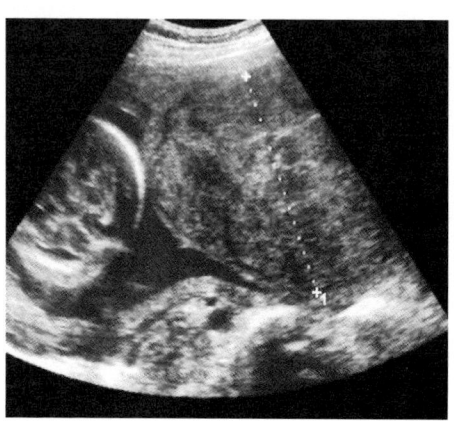

子宫肌瘤，直径9.6cm，位于子宫下段，阻碍胎头下降。胎儿横位，不得不行传统剖宫产术（子宫上段垂直切口）。

第2章 早孕（早期妊娠）

表 2.3　附件肿物的鉴别诊断

卵巢囊肿	膀胱憩室
子宫肌瘤	盆腔肾
输卵管积水	后腹膜肿物
肠管扩张	同时合并异位妊娠

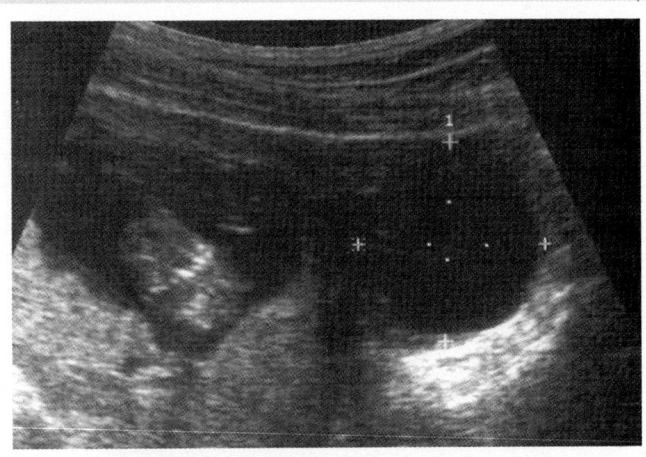

图 2.41　左卵巢单发囊肿（34mm × 32mm），无回声不含实性成分。孕龄为 12 周，为生理性改变，后自发消失。

典型病例（图 2.42）

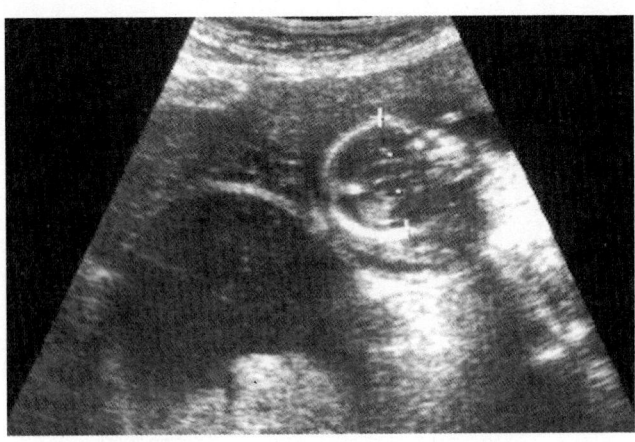

19 岁初次妊娠患者，孕龄 14 周，可见 8cm 卵巢囊肿，含有实性成分。提示皮样囊肿（良性畸胎瘤），行左侧卵巢切除，组织学证实为良性畸胎瘤。

典型病例（图 2.43）

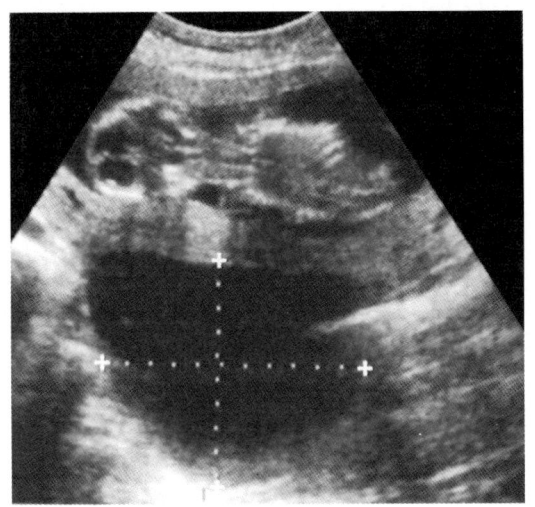

孕龄 15 周，直肠子宫陷窝可见卵巢单发囊肿（6.2cm × 7.2cm），不含实性成分。患者无症状。告知患者肿物为良性，但有扭转风险。随后行保守治疗。产后 6 周随访复查时发现囊肿自发消失。

描述囊肿的位置、大小，是单囊还是多囊以及是否含有实性成分等。

如果探测到附件肿物，应进行如下描述：

1. 与子宫的位置关系。

2. 二维测量其大小即可。

3. 超声表现，是单囊还是多囊，有无回声或是否含有实性成分。

第2章 早孕（早期妊娠）

检查要点

子宫异常——邻近的空腔结构

IUCD——扫描整个子宫对其定位，描述其与宫腔以及绒毛的关系。

子宫肌瘤——位置、大小及形态

卵巢囊肿——位置、大小、形态、囊腔及有无实性成分

附件肿物——鉴别诊断

记忆要点

1. 如果宫腔内见到IUCD，描述其确切位置及与绒毛的关系。
2. 如有子宫肌瘤，对其计数，描述其位置及是否引起宫腔变形。
3. 卵巢单发的小于6cm囊肿常为生理性改变。

第3章

详细的畸形检查

3.1 头部	61
3.2 脊柱	71
3.3 胸部	78
3.4 腹壁及腹腔内容物	86
3.5 四肢	96
3.6 软性标志	100

常规在 18～22 周进行胎儿解剖结构的详细检查，此期间解剖结构最清楚。确定正常解剖结构非常重要，这样才能够识别异常。需要一套常规应用的系统检查方法，而且必须对所有检查内容做出系统报告。由于母亲肥胖或胎儿体位因素，某些结构可能看不清楚。

在详细检查前，向患者告知检查内容十分重要。向其说明要仔细检查胎儿的解剖结构及检查可能发现的一些问题。强调并非所有异常超声均能发现，超声检查无异常发现也不能保证绝对正常。最好能让患者得到一份科室关于畸形检查的相关规定及详细检查结果。

如果怀疑有异常，应告知患者，并征求其他医师意见。要将异常情况储存和录像。务必进行全面详细的检查以便发现其他部位的畸形。应向胎儿治疗专家提供上述资料以便进一步评价和进行胎儿染色体检查。

3.1 头部

头部的超声检查包括确定颅骨的完整性、脑内结构、眼眶、唇部。如果时间允许,还可包括面部轮廓及双耳。关于胎儿脑部的描述可参考图3.1-3.4。

脑部解剖

两个大脑半球及丘脑组成前脑,各有一个侧脑室,内有脉络丛。这些血管丰富的组织是脑脊液的主要来源,脑脊液流经脑室内孔到达第三和第四脑室,然后进入蛛网膜下腔。由于两侧丘脑的发育,第三脑室非常狭窄。第三脑室顶端由胼胝体组成,为白色纤维组织,连接两侧大脑半球。胼胝体向前延伸至侧脑室顶部。胼胝体生长发育使得侧脑室由一条狭窄的透明组织分开,即透明隔,其中央形成一个腔,与侧脑室间无连接。

中脑由狭窄的中脑导水管组成,并连接着第三脑室和第四脑室,后者位于小脑前方的颅后窝。

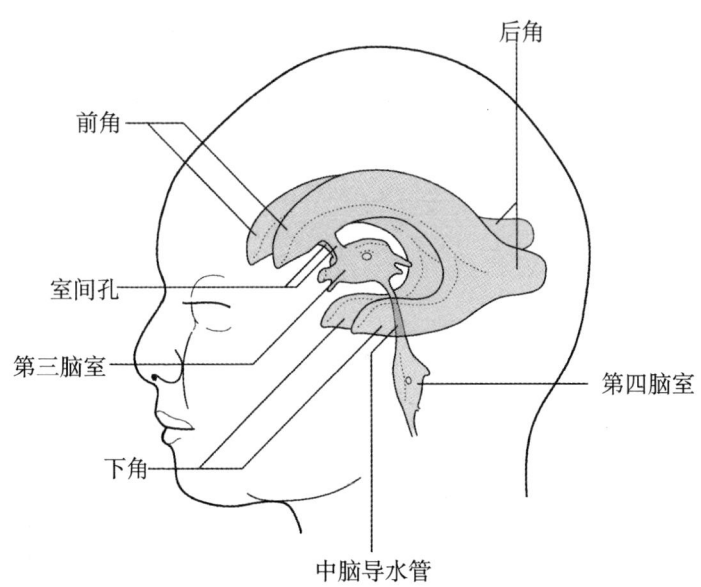

图3.1 脑室结构。

大脑图像

必须熟悉 18～20 周胎儿大脑三个平面的检查（图 3.2）：

A．经丘脑平面（图 3.3）

此平面可测量双顶径（biparietal diameter，BPD），在 13～22 周之间测量双顶径可用来核对孕周，可准确至 5～10 天。而此后双顶径的生物学变异增大，在 30 周后最大可相差 4 周。

1. 先获取头部的椭圆形断面，仔细观察轮廓，当双侧额骨凹陷呈柠檬状提示可能有脊柱裂。后方骨质的缺损伴脑疝是脑膨出的特异征象。
2. 移动探头，很容易看到位于中线两旁的无回声三角区，即丘脑核，由狭窄的第三脑室分开。
3. 在丘脑和前顶之间，找到中线上的短线样回声，即为大脑镰，是致密的纤维带状物，在此水平将额叶分隔开。如果见到长线样回声，可能平面距颅顶太近。
4. 确定位于大脑镰和第三脑室间的长方形无回声区，即透明隔腔。
5. 在此平面还可见到前角、后角。

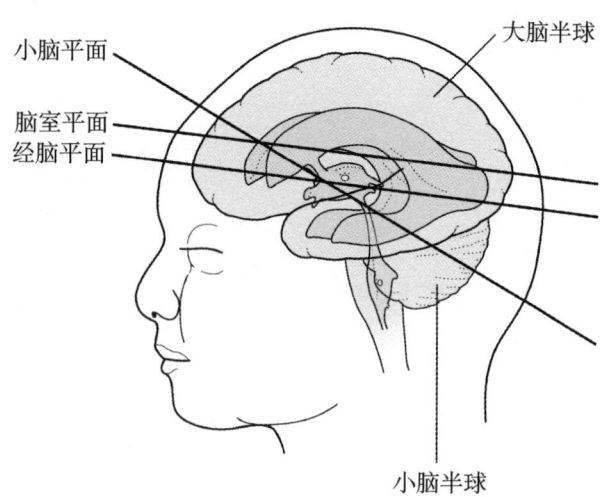

图 3.2　三个标准平面。

3.1 头部

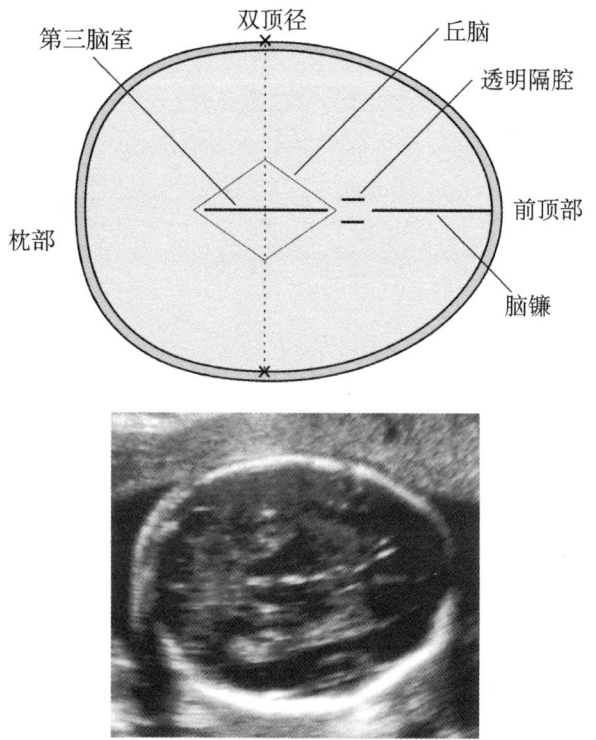

图 3.3 丘脑平面。

6. 从顶骨上缘至对侧上（内）缘之间测量双顶径。应该测得最大值并与中线垂直。

7. 在此平面还可测量头围（head circumference，HC），尤其长头形（因横断面延长导致的小双顶径）或短头畸形（因横断面变宽导致的大双顶径），在晚孕期尤为有意义。

B．**小脑平面**（图 3.4）

此平面用于检查后颅窝结构，包括由蚓部连接的小脑半球、小脑延髓池，第四脑室位于中线上小脑蚓部的前方，很难看到。

1. 在丘脑平面，以透明隔腔为中心，旋转探头至后颅窝直到可见小脑半球。

2. 小脑半球呈哑铃状，如呈香蕉状，可能与脊柱裂有关。

63

3. 由一侧小脑半球外缘至另一侧外缘测量小脑横径（transcerebellar distance，TCD）。妊娠 15～25 周易见，其毫米值与孕龄相一致。小脑发育不全可能与脊柱裂有关。

4. 观察小脑延髓池，是位于小脑后方的蛛网膜腔，充满脑脊液。通常宽度不超过 10mm，应避免探头角度过大导致测量误差。在病理情况下如 Dandy-Walker 畸形，此间距明显增大，是由于小脑蚓部缺如和小脑发育不全所致。

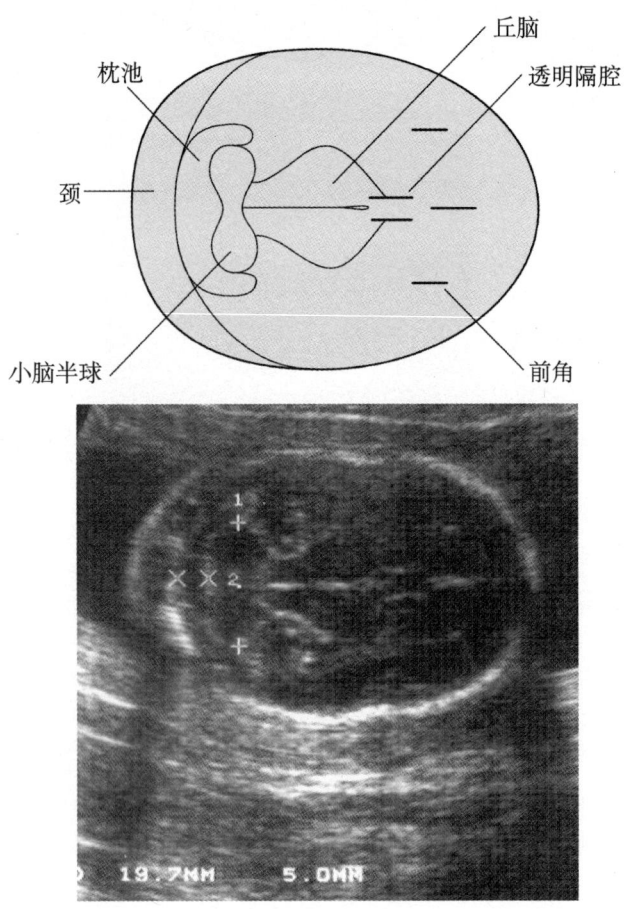

图 3.4 小脑平面。

C. 脑室平面（图 3.5）

此平面可用来检查侧脑室是否增宽（脑室扩大）或脉络丛囊肿。

1. 由丘脑平面朝向颅顶侧平行移动探头，直到在距探头较远的脑室内可见到脉络丛为止。近端脉络丛及脑室常显示不清。应能观察到脉络丛起自脑室中间延至后角，通常占据整个脑室的宽度。

2. 辨认与中线平行的脑室中部和外侧缘，确定为横切面，测量与脑室长轴垂直的"侧脑室径线"，超过 10mm 即为脑室扩张

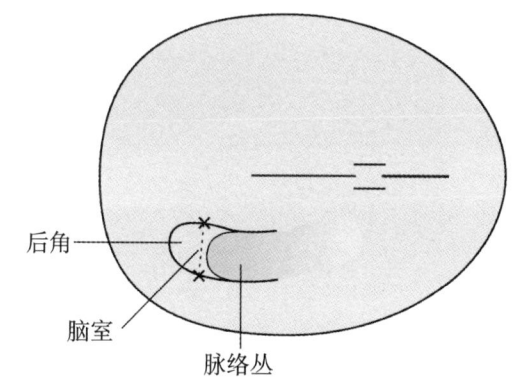

后角
脑室
脉络丛

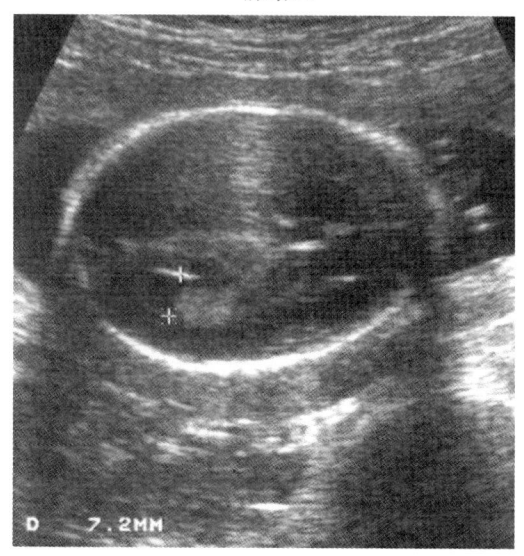

图 3.5 脑室平面。

(图3.6)。若脑室扩张明显,远端脑室脉络丛就会因为重力作用而呈锤头状(图3.7)。脑室扩张有多种原因,分类见表3.1(见图3.8、3.9)。

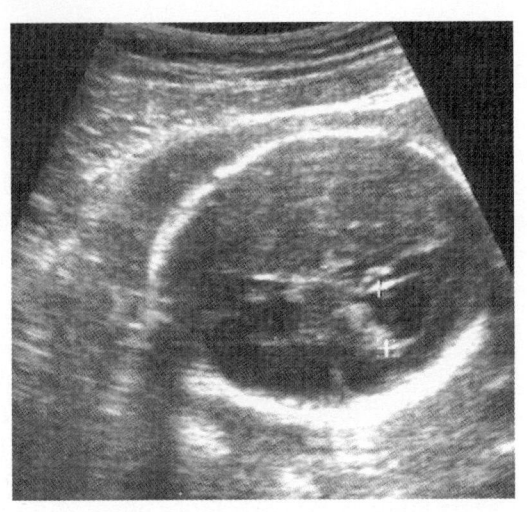

图3.6 脑室扩张(直径=13.7mm)。

图3.7 脑室扩张或脑积水,脑室直径17mm。

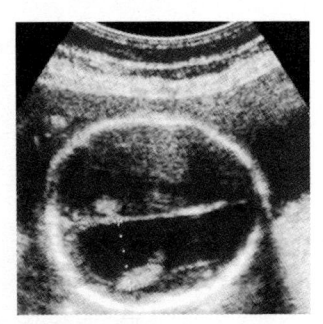

图3.8 前脑无裂畸形,脑积水,无中线回声。

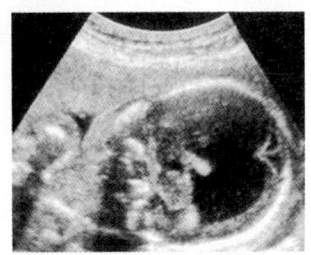

3.1 头部

图 3.9 侧脑室和第三脑室明显扩张。是导水管狭窄所致（见图 3.1）。

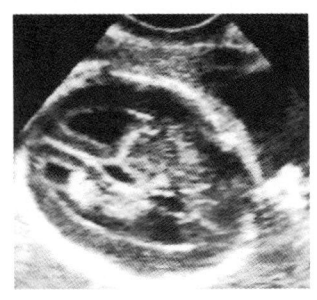

典型病例（图 3.10 A、B）

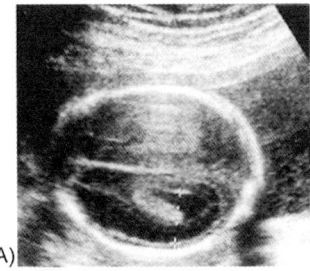

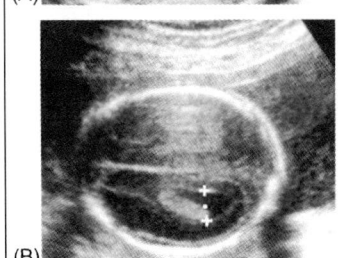

该患者怀疑有脑室扩张而检查，侧脑室宽度 14mm（A）。显然，测量点选择错误。（B）正确选择测量点，测得值为 8mm，小于 10mm。应该认真避免此类测量误差。

表 3.1 脑室扩张的原因

CNS 畸形
感染
染色体异常
综合征
梗阻

眼眶（图3.11）

由丘脑平面向与小脑半球平面相反的方向转动探头，可看到眶骨及低回声的晶状体。在妊娠20周，眶间距（两眼内眦间距）近似于眼眶宽度（眼宽）。有时要测量这些值，也要测量两眼眶外缘间距，可使用参考照片。间距过宽指眼眶分开过远，反之则为间距过窄。

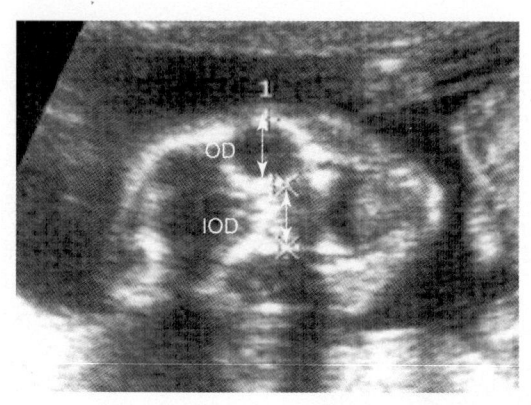

图3.11 眼眶：眼宽（ocular diameter, OD）= 11.2 mm；眶间距（interorbital diameters, IOD）= 11.5 mm。

唇（图3.12）

在丘脑切面，旋转探头90°，至冠状面，然后移动探头至面部前方，略微倾斜可见唇部，可以发现唇裂（图3.13）。

在矢状面能看到较满意的面部影像。当怀疑小颌畸形时要进行识别。由于检查时间的限制，面部和耳部检查由于时间较长，不常规进行。

颈部

通常不作为独立部位进行检查，除非有囊性或实性肿物，这些肿物通常易于发现（图3.14）。

3.1 头部

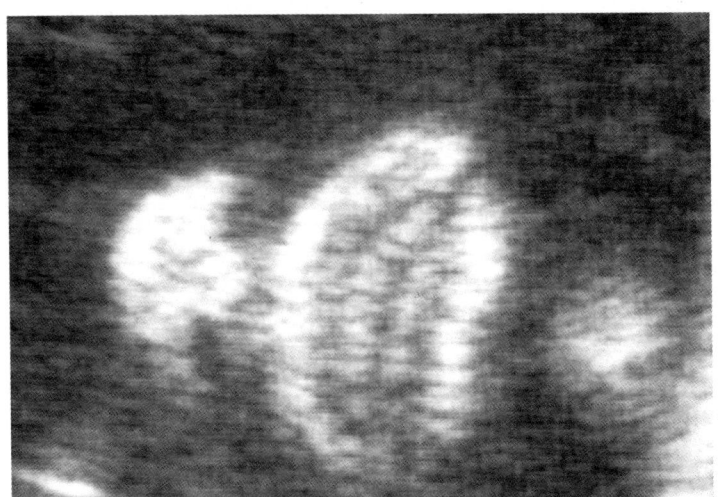

图3.12 唇。

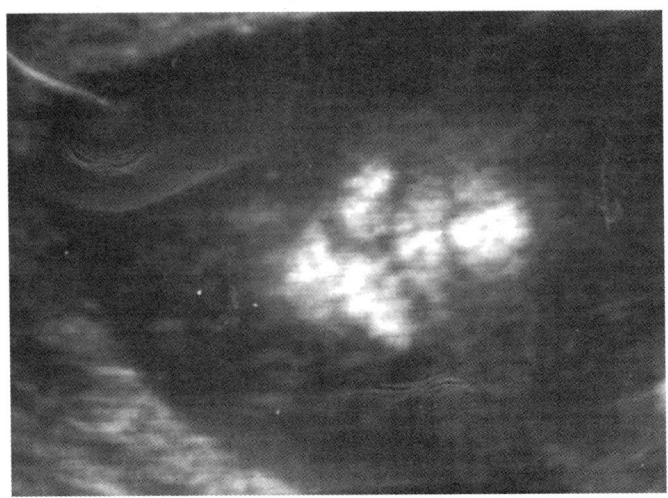

图3.13 唇裂。

典型病例（图3.14）

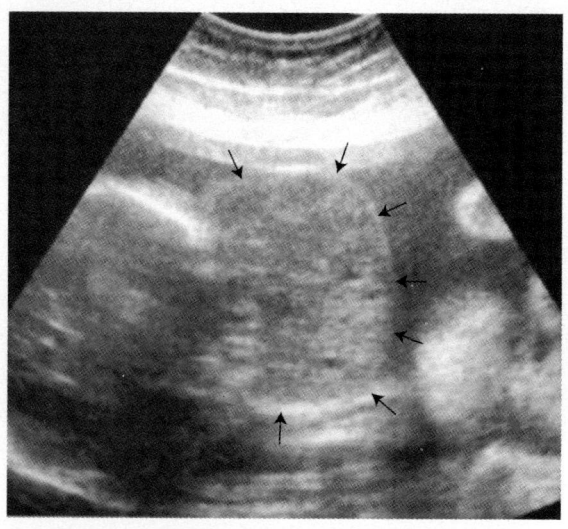

妊娠20周检查发现颈部实性肿物。母亲出现羊水过多并发生早产。新生儿因肺发育不全和肺不张很快死亡。

头部检查要点	
椭圆形轮廓	测量TCD
丘脑	测量小脑延髓池
脑镰	脉络丛
透明隔腔	侧脑室宽度
测量BPD、HC	眼眶
哑铃状小脑半球	唇

记忆要点

1. BPD在13~22周核对孕周时可以准确至5~10天，此后用于核对孕周则不准确。
2. 在妊娠15~25周时小脑横径以mm计与孕龄相当。
3. 小脑延髓池宽度不超过10mm。
4. 侧脑室宽度>10mm提示脑室扩张。
5. 妊娠20周，内眦间距与眼眶的横径近似。

3.2 脊柱

脊柱裂是最常见的脊柱异常，原因是脊柱背侧未能融合，常见于腰骶区。表现多样，由于下肢的活动与功能并不相符，故很难预测其严重程度。将其分成四类（图3.15）：

a. 隐性脊柱裂——缺损处被皮肤覆盖，表皮常有一束头发。超声无法识别，通常无神经损伤。

b. 脑脊膜膨出——脑脊膜在脊柱缺损处可形成疝，皮肤覆盖在表面，其中无神经组织。

c. 脊髓脊膜膨出——脑脊膜疝内有神经组织，缺损处表面仅一层薄膜覆盖。

d. 脊髓膨出——神经沟闭合失败导致神经组织完全暴露，是最严重的一类。

在脊髓脊膜膨出型中，小脑及延髓尾部的解剖异常，致使枕骨大孔阻塞，形成脑积水（Arnold-Chiari 畸形），可经超声检查看到。

胎儿脊柱的检查包括椎骨三个原始的骨化中心及覆盖脊柱的皮肤。骨化中心位于椎体体部（中央）及两侧横突的基底部（后外侧）（图3.16）。在妊娠20周时均可清楚显示，而骶骨的骨化中心要在22周后显示。棘突不可见。

1. 通常先检查脑部，再检查脊柱，这样能发现提示脊柱裂的"柠檬征"（图3.17）、香蕉征（图3.18）、脑室扩张（图3.16、3.17）、偏小的BPD和小脑以及小脑延髓池梗阻。妊娠 16～20 周检测母血清甲胎蛋白值（AFP）有助于诊断，如果小于中位值的两倍，则胎儿神经管缺损的几率小于 1/1000。

2. 在胎儿纵轴影像上观察脊柱，移动探头得到旁矢状面图像，确认覆盖脊柱的皮肤的完整性（图3.19、3.20），同时可以看到中央及后外侧的骨化中心。

3. 旋转探头 90°，自颈椎起观察脊柱的横切面，通常可以在脊髓周围见到骨化中心（图3.21）。如果有缺损，可以看到侧面的骨化中心明显偏离中线（图3.22），并可以看到膨出的囊（脊髓膨出）。

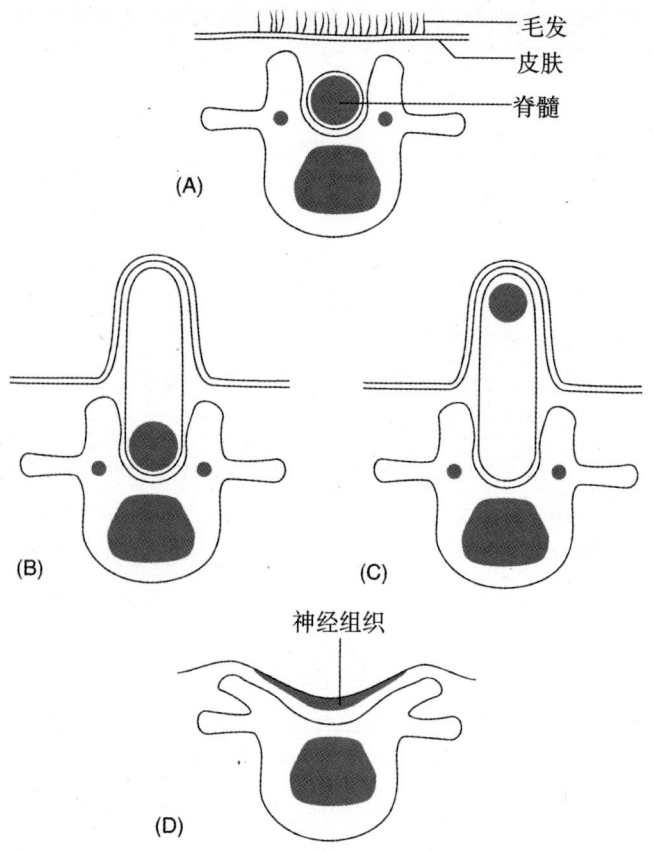

图 3.15 脊柱裂的分类：A. 隐性脊柱裂；B. 脑脊膜膨出；C. 脊髓脊膜膨出；D. 脊髓膨出。

4. 继续检查，在冠状面可见到呈轨道样的骨化中心，两个后外侧骨化中心相平行（图3.23）。脊柱裂通常发生在腰骶区，可出现后外侧骨化中心向两侧延伸。应谨慎诊断，因为正常情况下在近头侧的颈椎段会有明显的增宽，腰椎段也会有轻微的增宽。

5. 始终要检查脊柱底部，可能会发现骶尾部畸胎瘤，表现为不规则强回声的巨大占位（图 3.24）。

3.2 脊柱

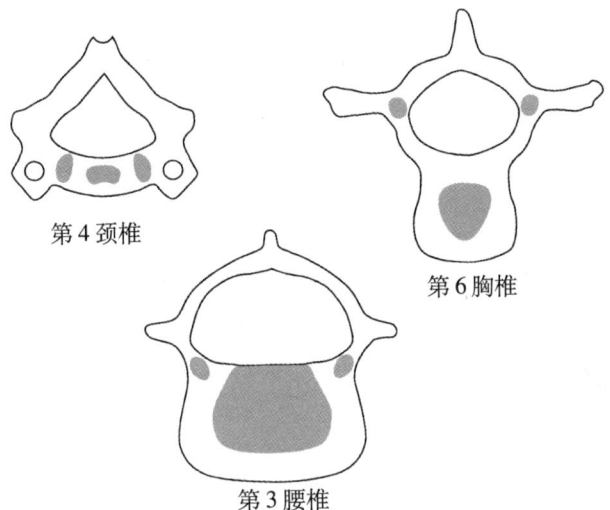

图 3.16 椎骨的原始骨化中心。

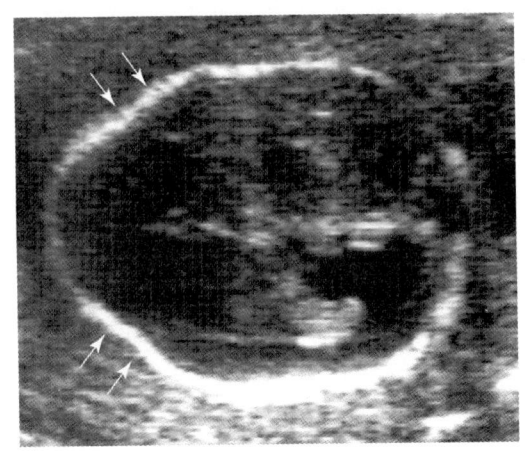

图 3.17 柠檬征及明显扩张的脑室。

第3章 详细的畸形检查

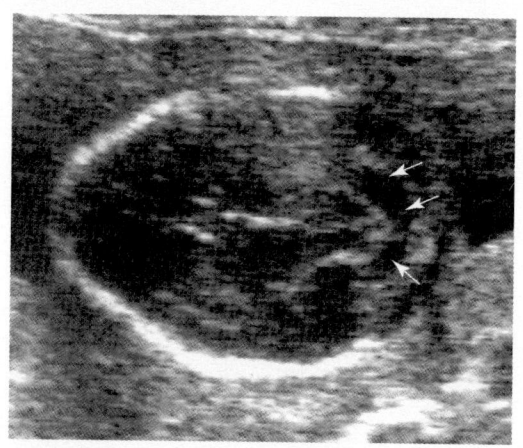

图 3.18 香蕉征。

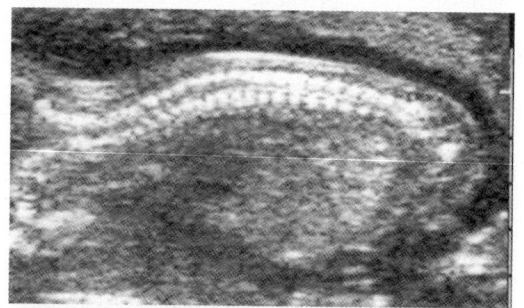

图 3.19 皮肤的连续性（旁矢状面）。

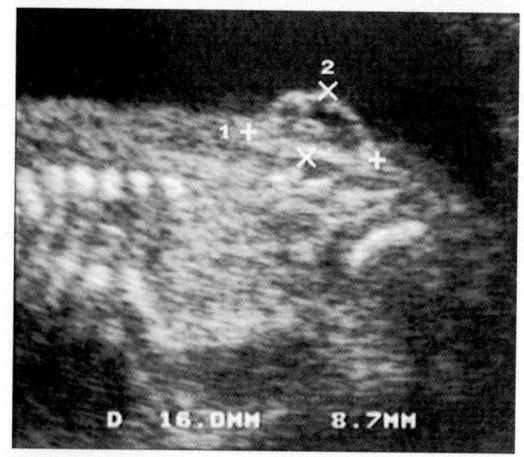

图 3.20 脑脊膜膨出。

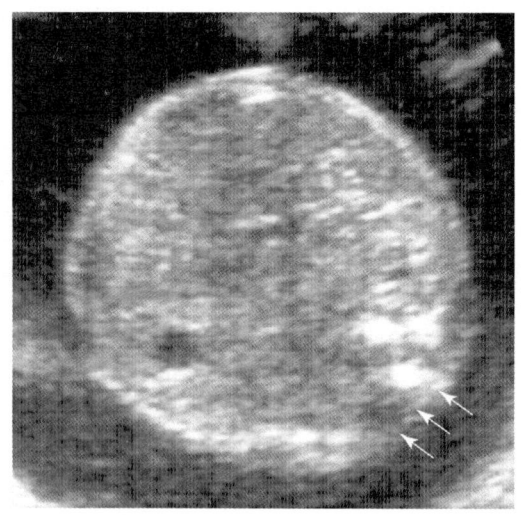

图3.21 骨化中心围绕脊髓。

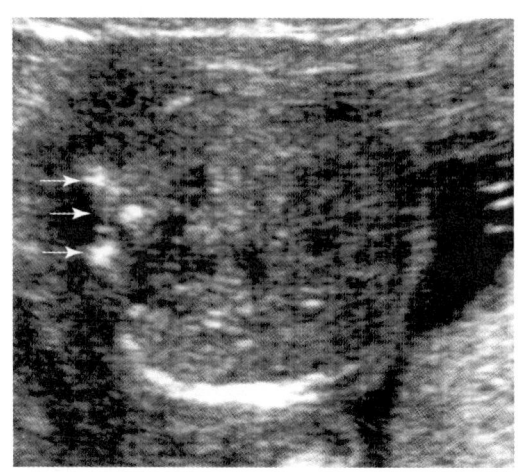

图3.22 开放性脊柱裂骨化中心分离。

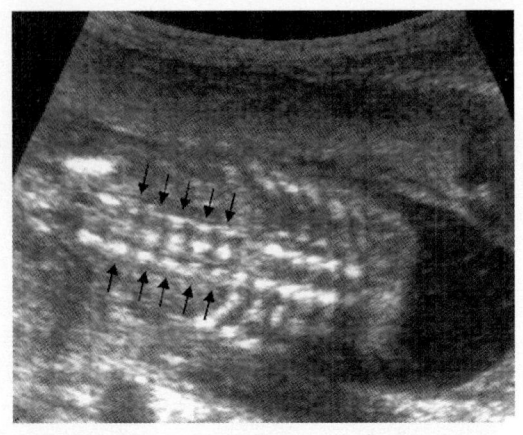

图 3.23　冠状面完整的腰椎结构（轨道样）。

典型病例（图 3.24）

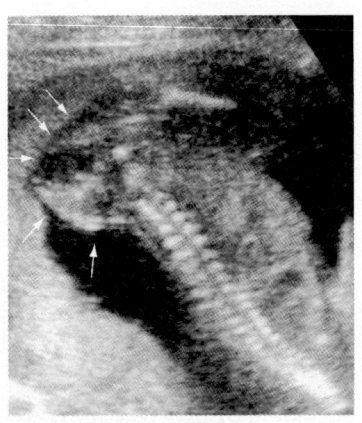

　　该孕妇在妊娠 20 周进行常规检查，脊柱看上去是完整的，但是骶骨区可见一 4cm × 4cm 的有包膜的实性肿物，符合骶尾部畸胎瘤。患者于 35 周早产，正常分娩。肿瘤成功切除。

3.2 脊柱

脊柱检查要点

头颅形状、脑室、后颅窝、(AFP)
冠状面轨道样征
旁矢状面皮肤的完整性
横切面围绕脊髓的骨化中心

记忆要点

1. 3个原始的骨化中心。
2. 脊柱裂多见于腰骶部。
3. 正常情况下,上段颈椎有明显增宽,腰椎有轻微增宽。

3.3 胸部

需要检查四腔心、流出道、肺及纵隔。应掌握胎儿血液循环特点，这有助于理解心脏的解剖学结构。以下是从胎盘开始的血液循环途径。

胎儿循环（图 3.25）

血液由上、下腔静脉流入右心房。富含氧气的血液来源于胎盘，经脐静脉通过静脉导管进入肝，再进入下腔静脉。胎肺不能交换氧气，大部分血液由右心房经未闭的卵圆孔进入左心房，至左心室，再射入主动脉。由右心房进入右心室的血液流经肺动脉，又经动脉导管进入主动脉。一小部分血液在肺经肺静脉返回左心房。出生后，由于脐动静脉关闭引起的血流动力学改变，导致静脉导管、卵圆孔及动脉导管闭合。

心脏及其流出道

检查四腔心结构及心室流出道。系统检查要包含 5 个标准切面。通常在胎儿胸部自下而上可得到这些横切面（图3.26）。这是详细筛查畸形中最难的部分，需要较多的时间来学习掌握。超声慈善基金会（echo[UK], www.echocharity.org.uk）制作了这些切面的图示，可放在检查室作为参考。基金会还提供培训教育材料。基金会的心脏检查包括5个横断面（图3.26-3.31），经授权我们将在这里做一介绍。

定位（图 3.27）

1. 确定胎儿方位，经腹部获得横切面，确定胃泡的位置，胃泡位于左侧（除非罕见的内脏转位）。

四腔心结构（图 3.28）

2. 继续在横切面检查，将探头指向胎儿胸部，可见胎心搏动和四腔心结构。略微向胎儿头部倾斜探头有助于检查。心尖部和胎儿胃泡位于同侧，心脏面积约占胸腔的 1/3。

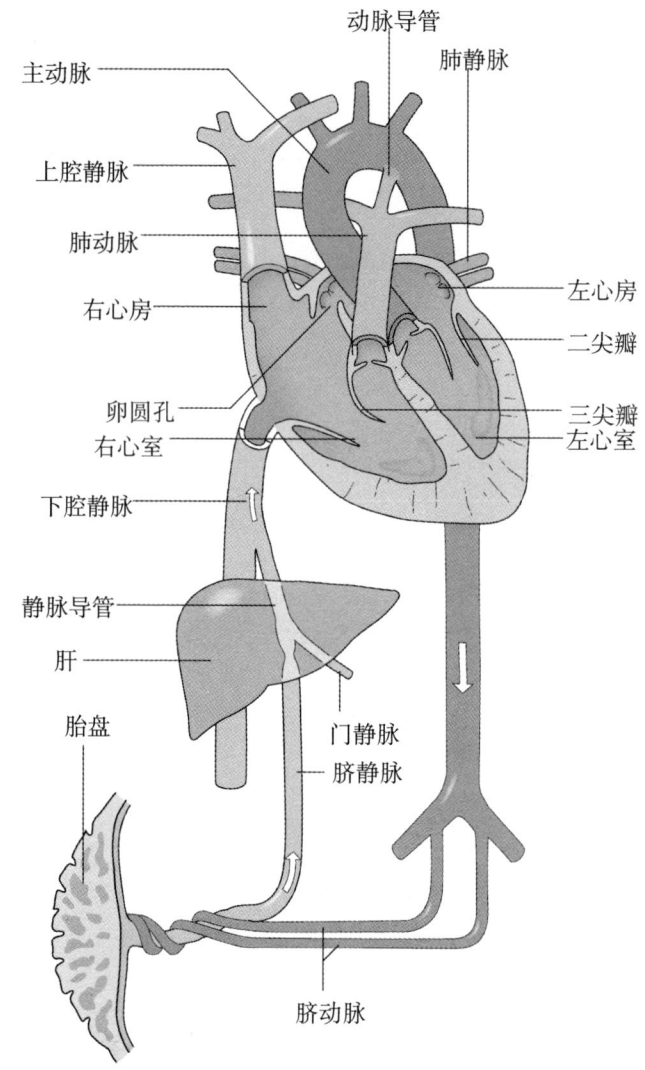

图 3.25 胎儿血循环。

3. 确定左心房,其距离胎儿脊柱最近,而右心室最接近前胸壁。根据心脏占1/3胸腔及心脏长轴指向左侧,可以确定心脏的左右。

4. 检查心房心室大小和肌壁厚度是否一致。在右心室内可见一肌间桥,称为调节束,因而右心室看起来相对较小。如不确定,可仔细检查以除外左右心发育不良。

第 3 章 详细的畸形检查

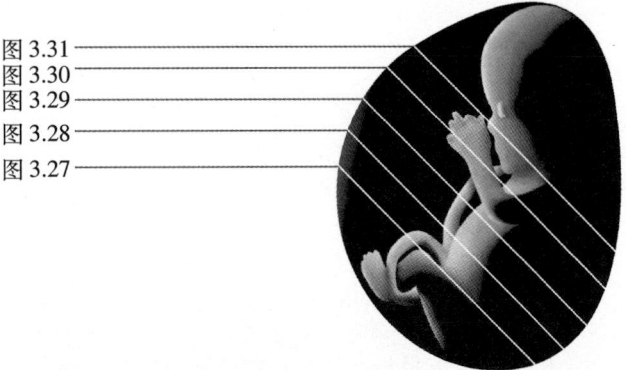

图 3.26 图 3.31
图 3.30
图 3.29
图 3.28
图 3.27

图3.26 五个横断面。(Reproduced with kind permission from www.echocharity.org.uk and Siemens Medical Solutions.)

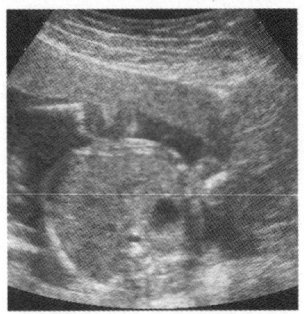 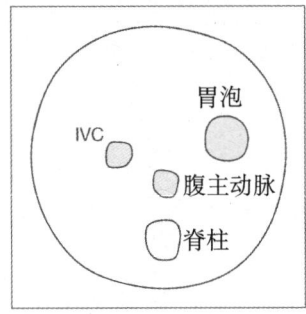

图3.27 腹部,显示胃、脊柱、腹主动脉、下腔静脉(IVC)的位置。(Reproduced with kind permission from www.echocharity.org.uk and Siemens Medical Solutions.)

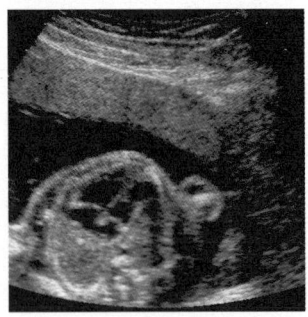 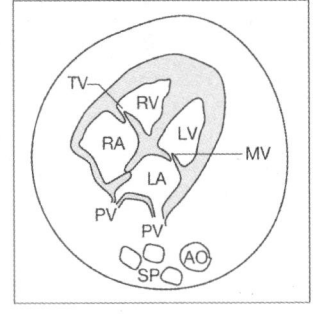

图3.28 四腔心,显示心房心室关系和二尖瓣、三尖瓣。二尖瓣(MV)和三尖瓣(TV)不在一条直线上,有轻度的偏移,三尖瓣更靠近心尖。AO,腹主动脉;LA,左心房;LV,左心室;PV,肺静脉;RA,右心房;RV,右心室;SP,脊柱。(Reproduced with kind permission from www.echocharity.org.uk and Siemens Medical Solutions.)

5. 观察房室间隔及瓣膜（二尖瓣在左，三尖瓣在右），表现为十字交叉型，由于三尖瓣距心尖近，有轻度的偏移。

6. 检查心房及心室间隔是否完整，接近瓣膜处的心室间隔较薄（膜部），在房间隔中部有未闭的卵圆孔，可见瓣膜活动，在收缩期开放。向胎头方向轻微移动探头，图像更清晰（肋下切面）。

左室流出道（图3.29）

7. 轻移探头，向胎儿右肩方向向上倾斜探头，可见到主动脉起自左室，为经过主动脉瓣的左室流出道。当室间隔垂直于超声束时最易看到。主动脉前壁与室间隔相连，后壁与二尖瓣前叶相连。

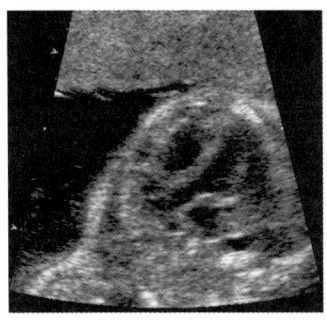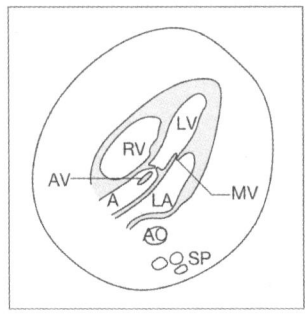

图3.29 左室流出道，显示主动脉（A）由室间隔部向胎儿右肩方向延伸。AV，主动脉瓣；其他缩写参考图3.28。(Reproduced with kind permission from www.echocharity.org.uk and Siemens Medical Solutions.)

右室流出道（图3.30）

8. 再次轻移探头，向右肩方向转动，得到肺动脉的长轴图像，肺动脉向后指向胎儿的脊柱（右室流出道）。肺动脉起始部与主动脉起始部互相交叉，肺动脉位于前方，稍粗，逐渐走向左后方并分为左右两支肺动脉和动脉导管。

三血管切面（图3.31）

9. 探头向中上部移动，移至纵隔上部，可以获得三血管切面。在此切面由右至左观察上腔静脉（在交叉部）、主动脉横断面与动脉导管弓（长轴面），通常记为一点、一横、一横。主动脉弓指向左后方，而动脉导管指向正后方，两者在降主动脉汇合。主

第 3 章 详细的畸形检查

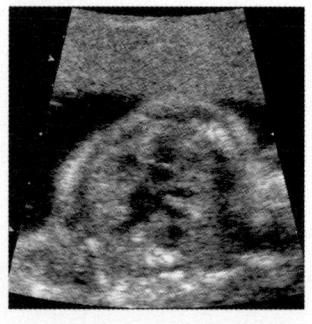
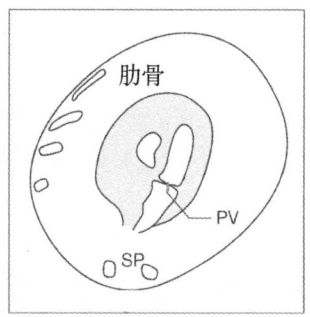

图 3.30 右室流出道，显示肺动脉指向胎儿脊柱（SP）。PV，肺动脉瓣。(Reproduced with kind permission from www.echocharity.org.uk and Siemens Medical Solutions.)

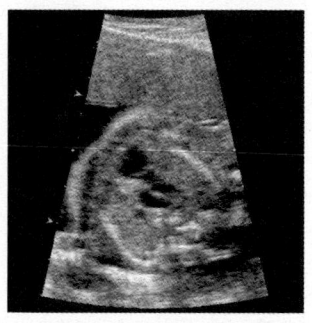
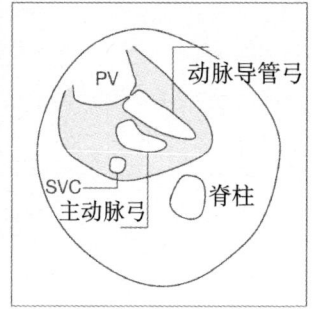

图 3.31 三血管切面的图像，显示肺动脉、动脉导管、主动脉弓和上腔静脉（superior vena cava，SVC）的关系。PV，肺动脉瓣。(Reproduced with kind permission from www.echocharity.org.uk and Siemens Medical Solutions.)

动脉和动脉导管的血管管径相同。

如果你已经看到这一步，休息一下。

肺

1. 回到四腔心切面，心脏的两侧为肺组织，观察肺部的回声，除外液性回声及囊性病变。
2. 旋转探头 90°，得到矢状面，显示横膈，为线状低回声，将胸腹腔分隔（图 3.32）。

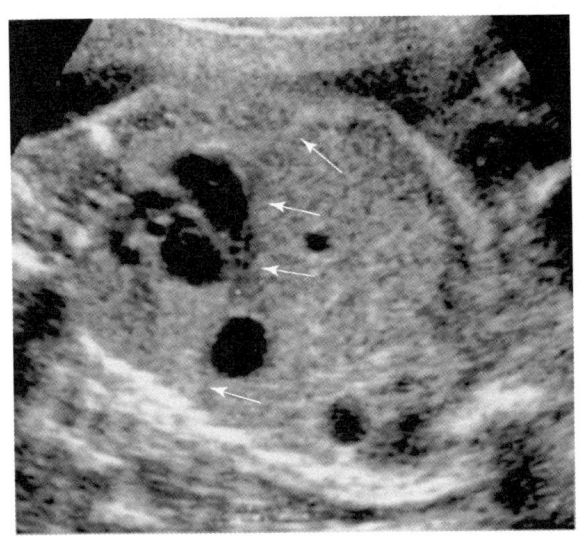

图 3.32 胃泡（S）上方的细线样无回声区为连续的横膈。

应该掌握正常的胎肺回声。渗出物集中在心包表面和胸膜腔，很容易识别（图3.33）。胸腔内病变可导致胎儿肺发育不全和纵隔移位（图3.34）。如果静脉回心压力增加，可导致胸膜渗出及胸膜腔积液。如果食管持续受压，可引起羊水过多。

肺部囊性区提示可能有膈疝，大约75%发生在左侧，20%在右侧，5%为双侧。左侧疝较易识别，因为胃泡区会发生移位。在右侧，肝、小肠与肺的回声相似。如果在胸腔看到小肠蠕动可以明确诊断。通常心脏会移位，但有时横膈缺损小，直到分娩后由于胸腹腔压力变化才会表现出来。

较罕见的胸腔内的囊性病变是先天性囊性腺瘤样畸形（congenital cystic adenomatoid malformation，CCAM）。CCAM由于不同程度的支气管闭锁所致。超声下的典型特征为大囊肿型或小囊肿型。大囊肿型病变可为单发或多发，大小不等，但均大于5毫米。如果合并水肿和/或羊水过多，对较大的囊腔进行穿刺抽吸或引流可能会改善预后。主要鉴别诊断是膈疝（图3.34）。小囊肿型的病变小于5毫米，表现为实性强回声。如果下段肺叶受累，可以表现为支气管肺分离，病变处肺组织与支气管不通（图3.35）。

第3章 详细的畸形检查

典型病例（图3.33）

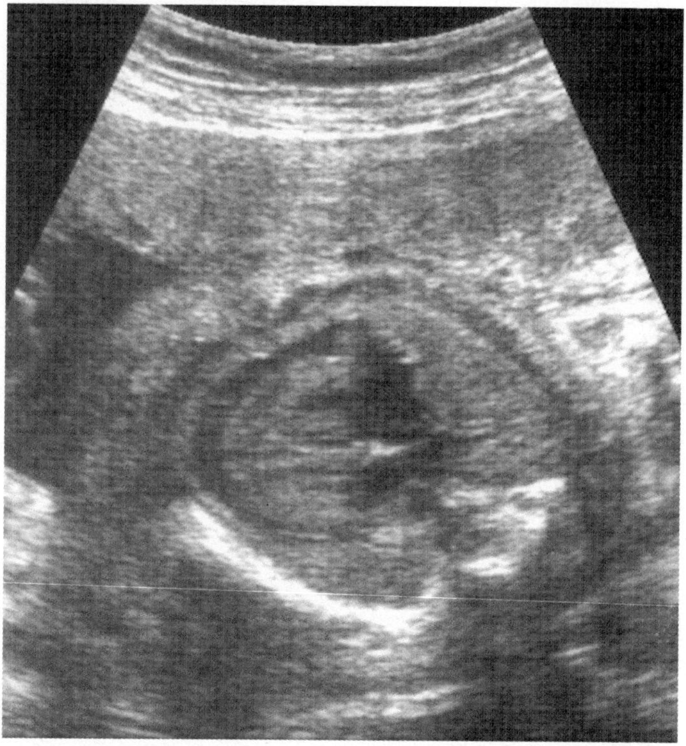

心脏周围有无回声区，提示心包积液。还有轻度腹水。母血清学检查示微小病毒感染。1周后复查超声提示渗液吸收，不必进行宫内输血治疗贫血。

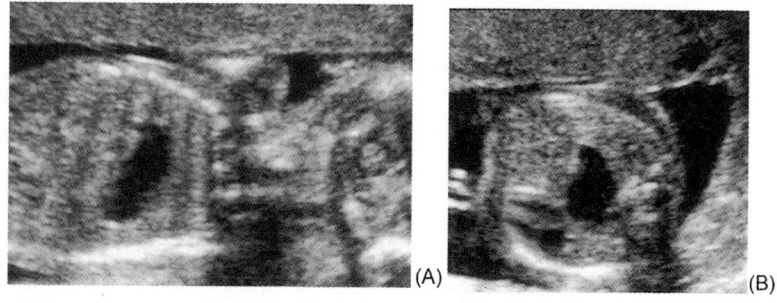

图3.34 （A）长轴和（B）横切面显示胃泡位于胸腔伴纵隔移位，提示左侧横膈疝。

图 3.35 下肺叶呈高回声。出生后证实为肺分离症。

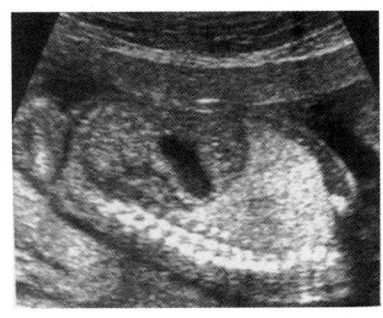

胸部检查要点
1．四腔心
2．左心房、右心室
3．心房大小相似
4．心室大小相似
5．房室间隔
6．左室流出道
7．右室流出道
8．肺部
9．有无液性暗区或囊肿
10．横膈

记忆要点
正常四腔心图像
1．左心房邻近胎儿脊柱，右心室邻近前胸壁。
2．左右心房、左右心室大小一致。
3．房室间隔及瓣膜状如十字。
左室流出道正常图像
1．主动脉前壁与室间隔相连。
2．主动脉后壁与二尖瓣前叶相连。
正常肺动脉长轴图像
1．肺动脉与主动脉在起始部交叉。
2．肺动脉在前，且明显粗大。
伪像
调节束
高尔夫球征
室间隔膜部易误认为缺损
肺部
肺野内囊性区提示膈疝或囊性腺瘤样畸形

3.4 腹壁及腹腔内容物

应探查腹壁的完整性、肾、肾盂、胃、小肠和膀胱的形态。

1. 在腹部横切面观察腹壁完整性，确认脐带附着点（图3.36）。当有羊水过少引起腹壁变形时，易误认为脐疝，使诊断困难。

2. 确定无脐疝造成的中央性膨出，无腹裂畸形造成的侧部膨出（图3.37）。在腹裂畸形，可见到小葡萄串样漂浮物，似与腹壁分开。在脐疝时，疝囊内通常可见小肠（图3.38、3.39）。在腹裂畸形时，小肠漂浮在羊膜腔中，在这两种畸形中都有AFP异常增高。约 1/3 脐疝与染色体异常有关（图 3.39）。

3. 继续在横切面探查，向上腹部移动探头，显示双肾在脊柱两旁，观察其回声（图3.40）。肾的强回声病因有多种。除非有明确的家族史，应在出生后再进一步检查以明确诊断。如果可疑肾异常可测量肾大小，肾增大通常十分明显（图 3.41、3.42）。注意，肾上腺可能被误认为是肾而漏诊肾缺如（图 3.43）。应该熟悉 4 种囊性肾病的Potter分类法（表3.2），有助于理解肾病变的发病过程。

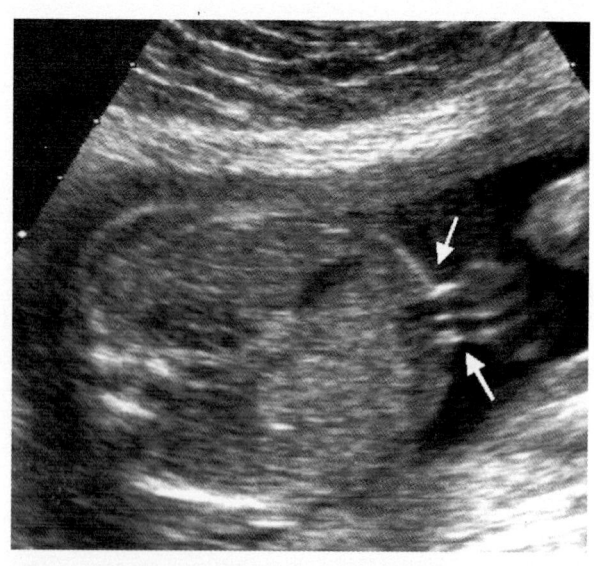

图 3.36 腹壁正常的脐带附着点。

3.4 腹壁及腹腔内容物

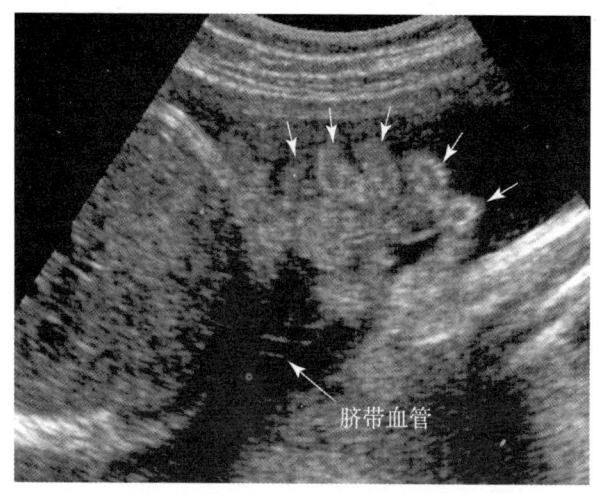

图3.37 肠管线圈样漂浮在羊水中,在脐带血管侧方。肠管外无膜样回声,提示为腹裂畸形。

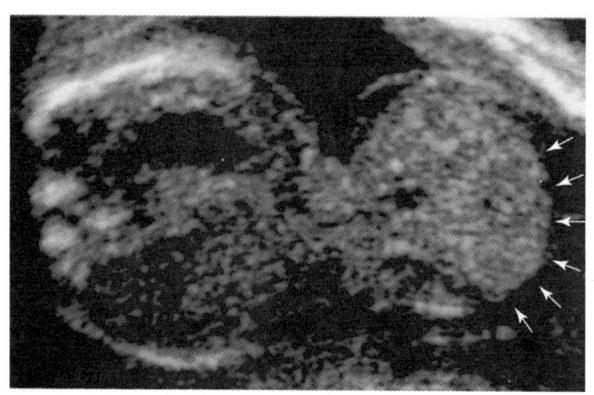

图3.38 前腹壁缺损,与脐疝相符。疝囊内未包含肝或胃。

4. 观察肾盂,如果怀疑有肾盂扩张,应测量前后径。轻度扩张(肾盂扩张＞5mm)常见(图3.44),应对新生儿进行追踪随访,因为1/3可能发展为病理性的。≥10mm的肾盂扩张有肾积水,多为病理性的(图3.45)。应考虑梗阻的可能(功能性或器质性的)。如果发现集合系统畸形,应该检查膀胱以除外下尿路的梗阻(图3.46)。这种梗阻可能是间断性的,很多先天性梗阻要在出生后才能明确病因。

第 3 章 详细的畸形检查

典型病例（图 3.39）

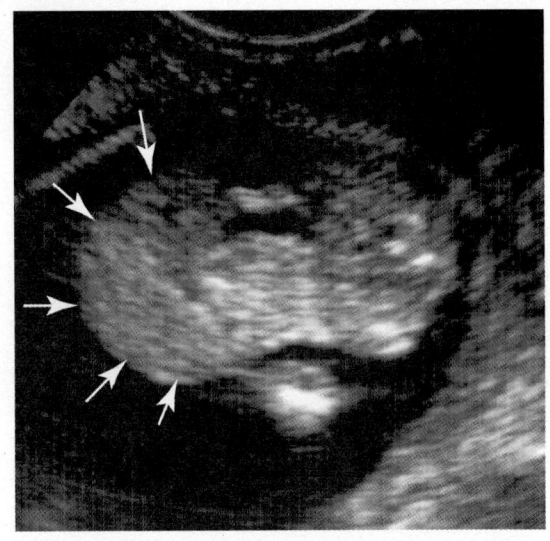

妊娠 14 周腹部横切面显示巨大腹壁缺损（19 mm × 22mm）伴脐疝。染色体检查为 47XY + 18 核型（Edward 综合征）。患者选择终止妊娠。

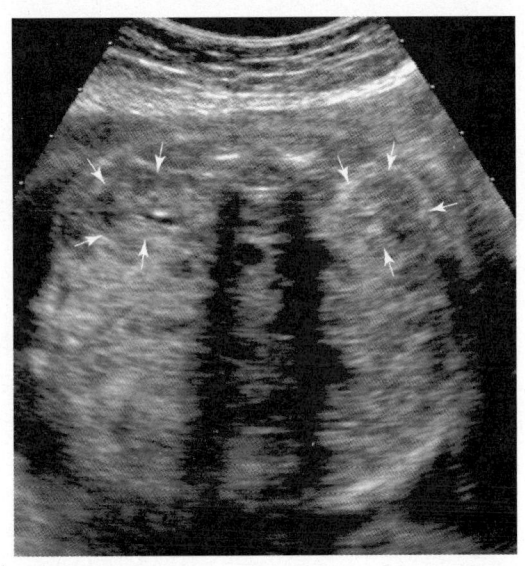

图 3.40 正常的肾和肾盂。

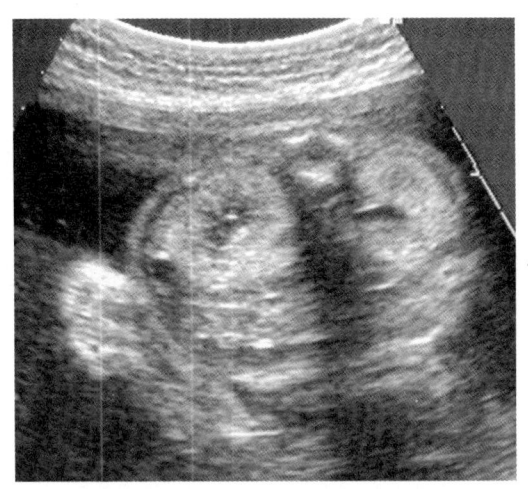

图3.41 增大的肾呈强回声,提示多囊性肾发育不全。

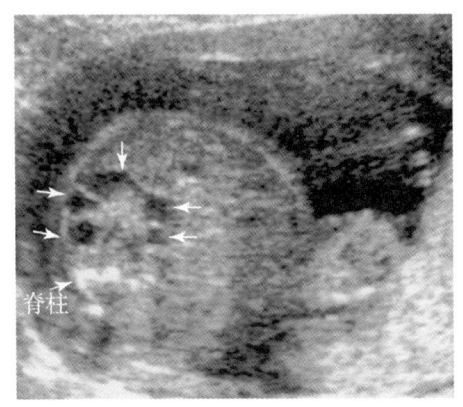

图3.42 单发的多囊肾(阻塞性囊性发育不全)。

5. 确定肾及肾盂正常后,可轻轻移动探头检查位于右侧的胃泡(图3.47)。在此平面,可以看到一个无回声区,易误认为是腹水,然而典型腹水十分明显,容易识别(图3.48)。肠管回声强似骨质(见"软性标志")。异常小肠扩张在妊娠20周的常规检查中很难发现,妊娠晚期易于发现,通常合并羊水过多(图3.49、3.50、3.51)。当腹膜腔内出现无回声囊性区时,应仔细检查,有可能为泌尿系统或肠管异常,也可能是单纯肠系膜或卵巢囊肿。

典型病例（图3.43）

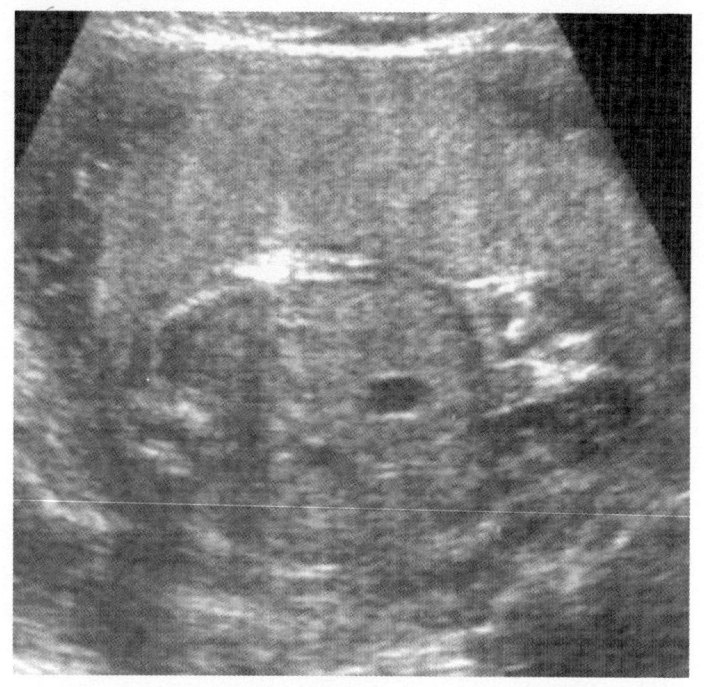

妊娠22周，腹部横切面图提示无羊水。进行鉴别诊断。可能的原因有自然破水、胎儿死亡或肾发育不全。胎儿脊柱两侧的低密度回声区可能是肾。但未探及膀胱，2周后复查发现胎儿增长，但膀胱仍未显示。因此诊断考虑肾发育不全，父母选择终止妊娠。胎儿尸体解剖证实为致命的肾发育不全。

6. 在矢状面观察胎儿下腹壁，此处缺损罕见，缺损常与膀胱外翻有关，因此确认膀胱位置很重要。需掌握膀胱的正常大小。膀胱充盈至排空的时间约40分钟。巨大膀胱通常与男性胎儿后尿路瓣膜综合征有关（见第2章膀胱流出道梗阻）。

3.4 腹壁及腹腔内容物

表 3.2 肾脏疾病类型（Potter 分类）

I 胎儿型多囊肾
常染色体隐形遗传。双侧肾增大呈强回声，羊水过少。通常在妊娠 24 周或以后发现。

II 多囊性肾发育不全
散发。在肾发育早期发生梗阻。单侧或双侧肾大小不等的多囊改变。

III 成人多囊肾
常染色体显性遗传。出生前常不能发现，但有肾脏增大时应考虑，羊水量正常，双亲之一有多囊肾改变。

IV 梗阻性多囊性发育不全
散发。晚期出现梗阻，如尿道瓣膜或肾盂输尿管梗阻。单侧或双侧，肾皮质周围多发小囊肿。

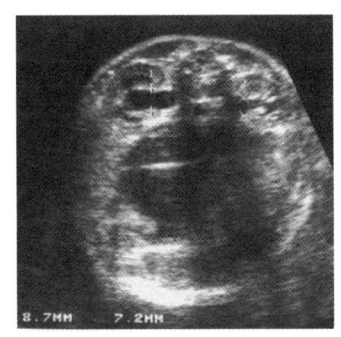

图 3.44 双侧肾盂轻度扩张。

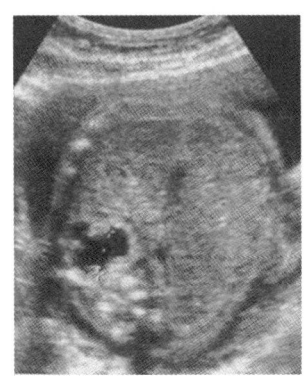

图 3.45 单侧肾盂积水。肾盂宽度 12mm。

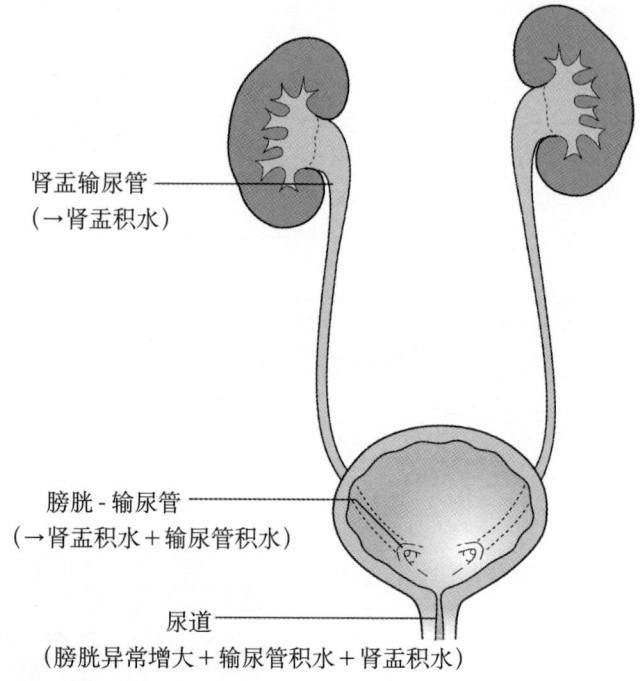

图 3.46 可能的泌尿系统梗阻部位。

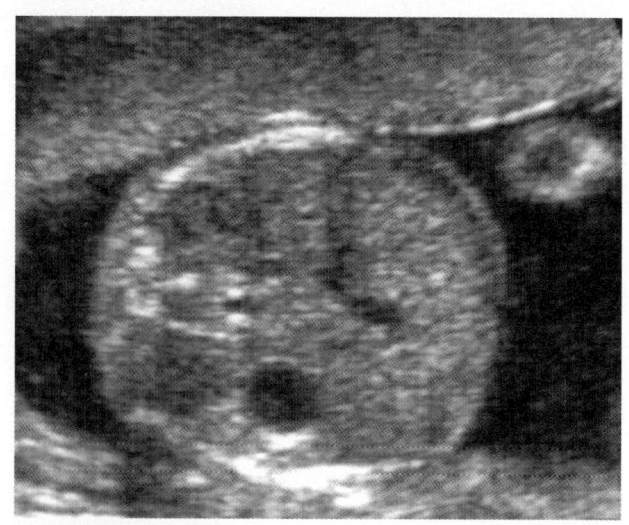

图 3.47 正常胃泡。

3.4 腹壁及腹腔内容物

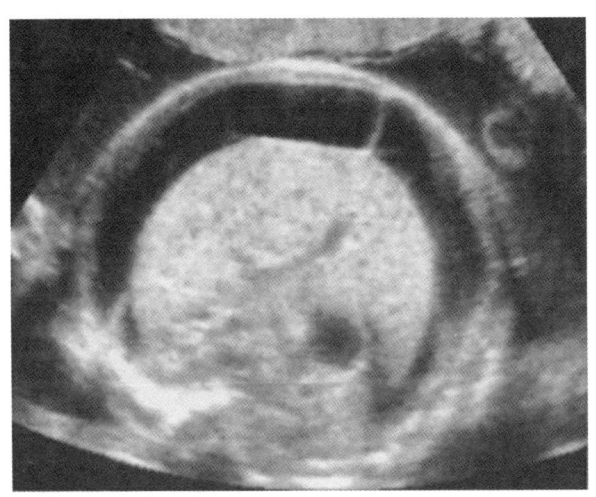

图3.48 中度腹水，典型的无回声环。

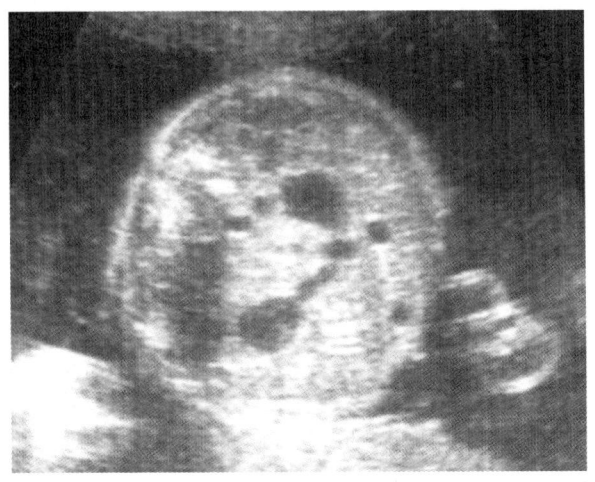

图3.49 腹部横切面显示双泡征，提示十二指肠闭锁。大约1/3合并唐氏综合征，此胎儿染色体也已证实。

第3章 详细的畸形检查

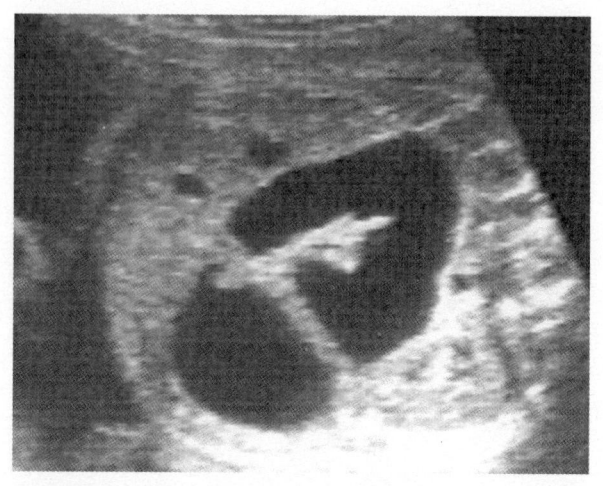

图3.50 肠管扩张，出生后行开腹术证实为回肠闭锁。

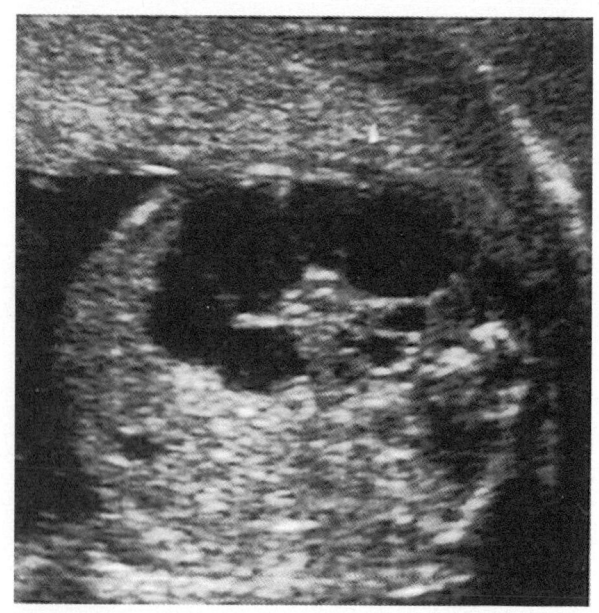

图3.51 妊娠24周胎儿肠管扩张。检查双亲发现均为囊性纤维病的携带者，随后进行羊水细胞的基因检查发现胎儿受累。

典型病例（图3.52）

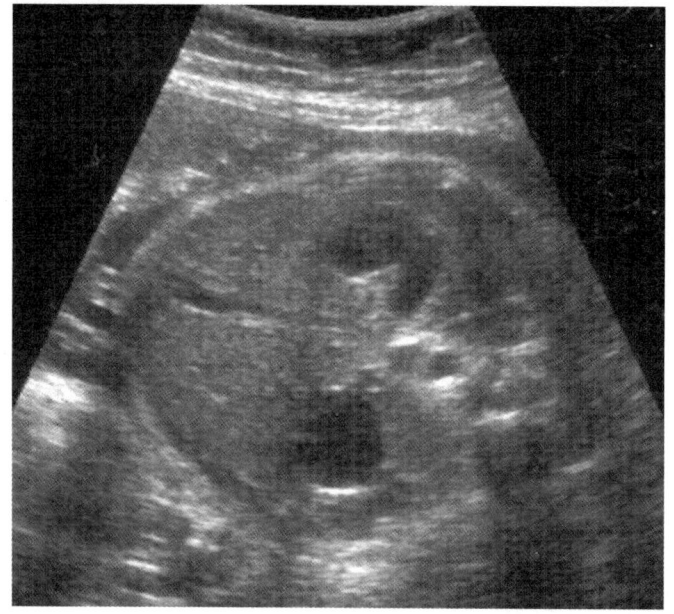

腹部横切面显示为双泡征，检查者怀疑为十二指肠闭锁，但在旁矢状位图像提示右侧肾积水。图中所见无回声区为胎儿胃和扩张的输尿管。

腹部检查要点
腹壁
脐带根部的三条血管
肾、肾盂
胃泡和小肠
膀胱

记忆要点
1. 脐疝是中央性缺损，通常疝囊完整，1/3 有染色体异常，腹裂畸形与其不同。
2. 肾盂宽度 ≥ 5mm 的胎儿出生后需追踪随访，因为约 1/3 为病理性的。
3. 当肾缺如或发育不全时，注意与肾上腺进行鉴别。
4. 肠管扩张在妊娠 20 周通常不能发现。
5. 双泡征提示可能有十二指肠闭锁，约 1/3 合并有唐氏综合征。
6. 肠管强回声光点可能与染色体畸形、囊性纤维化和感染有关。

3.5 四肢

在详细检查中,测量股骨长度(femur length,FL)十分重要,可用于核对孕周,是BPD的补充。如果测量值在正常范围,可以除外致死性的骨骼发育不良(表3.3),可以不必测量其他肢体。但是,如果测得值在正常范围以下,则应该测量全部肢体,并评价骨骼的矿化以及骨折证据。另外,应评估头部和胸部形状、大小。需与正常变异、胎儿宫内生长受限(intrauterine growth restriction,IUGR)(通常由于染色体异常所致)或骨骼发育异常进行鉴别。

1. 在胎儿腹部的横切面,逐渐向尾侧移动探头直到骨盆显示,看到髂嵴。此平面可见到股骨的轴面。
2. 探头固定在股骨,旋转探头显示股骨全长。掌握这项操作十分重要,可以练习手眼协调能力。
3. 试着获取与屏幕顶部平行的图像,这样能准确地测量股骨长,从每一干骺端中心的终点进行测量(图3.53)。
4. 重复测量2次以上以确保准确。妊娠20周时,股骨长约30mm(25~35mm)。
5. 然后移动探头至胫骨和腓骨,确认其存在,注意检查其与足部

表3.3 致命性发育异常

1. **致死性侏儒症**
   最常见。四肢明显弯曲短小,胸部短窄,颅骨呈三叶草样。
2. **成骨不全2型**
   长骨明显短小,可有骨折。
3. **软骨发育不良**
   四肢、胸骨明显缩短,头大。
4. **屈肢骨发育不良**
   股骨和胫骨轻度缩短、弯曲。

注:软骨发育不良是第二位最常见的骨骼发育不良,但不是致死性的,除非基因是纯合子。通常在孕晚期的早期才出现明显四肢缩短。

3.5 四肢

的关系。如果全部趾骨和胫腓骨在同一图像中显像,可以诊断畸形足(图 3.54、3.55)。

6. 检查另一下肢及其与足的关系。

7. 再回到胎儿躯干的横切面,并移向肩胛骨,同样检查肱骨、桡骨、尺骨和手。手的检查是非常规检查,必要时才进行。常规检查手和手指十分困难,并且十分耗时,因为手是屈曲的。

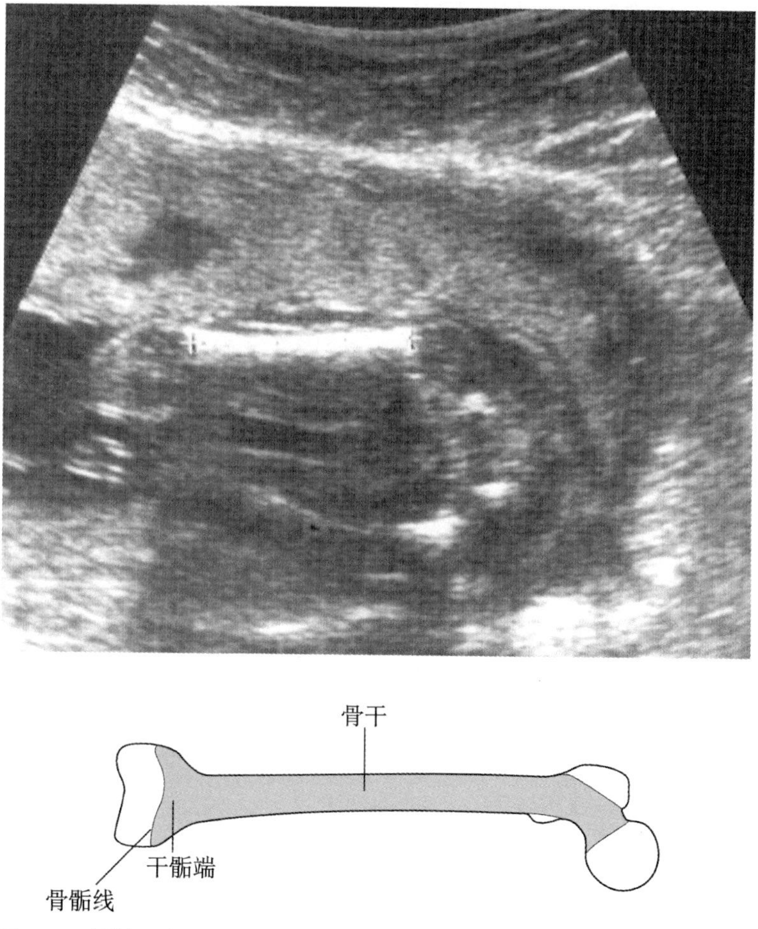

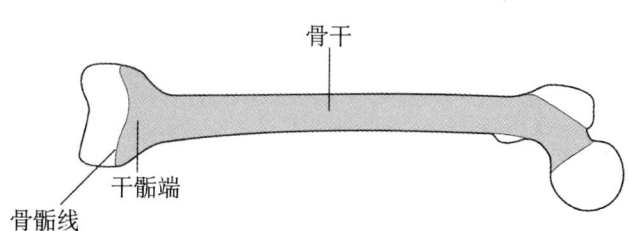

图 3.53 妊娠 20 周测量股骨长。直到孕晚期才能见到股骨骺部,股骨骺部不在测量范围内。

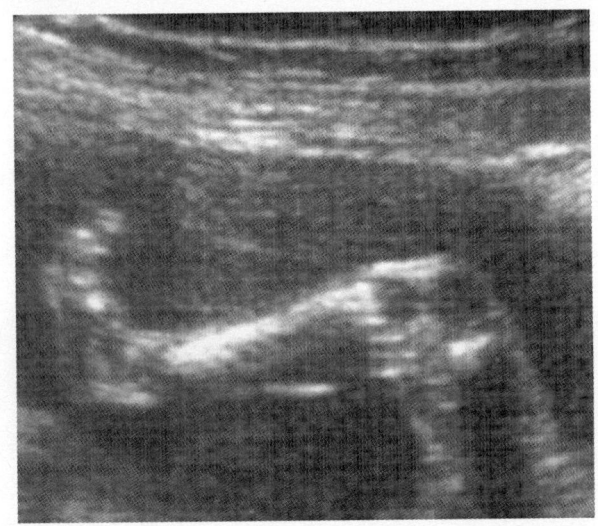

图 3.54 正常足。

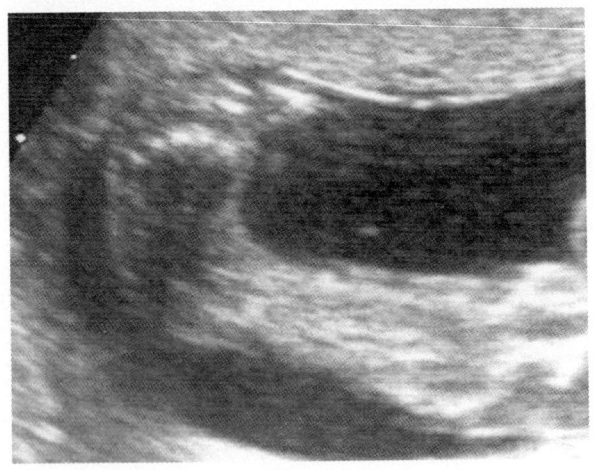

图 3.55 畸形足。

3.5 四肢

肢体检查列表
股骨长度
胫骨、腓骨
足
肱骨、桡骨、手

记忆要点
1．如果股骨长小于正常值，应测量全部肢体，评估头部和胸廓。
2．如果有异常，应考虑正常变异、IUGR 或骨骼发育不全。

3.6 软性标志

软性标志是次要的，通常超声特点不明显，与染色体异常关系较小。大多数与结构畸形无关。最初研究中心的报告认为与染色体畸形有很大的关系，但不能在正常人群中推广。随着超声检查设备的改进和检查者的专业化，筛查几率增加。两个或更多的标志与异常染色体核型有较大关系。单纯的脉络丛囊肿或心脏回声光点通常无关紧要。检查中心应有相应的规定。常见的软性标志见表 3.4。

表 3.4 常见软性标志

颈部透明性厚度

肠管强回声（图 3.56）
　　回声与周围骨骼相似或更强。这种表现可能为正常变异或与囊性纤维化、巨细胞病毒感染、胎便肠梗阻、唐氏综合征、宫内生长受限有关。

脉络丛囊肿（CPC）（图 1.4、3.57）
　　正常神经上皮组织内充满液体和细胞碎片，超声表现为大小、数量不等的边界清楚的无回声结构。回顾性研究显示高达 70% 的 18 三体胎儿有 CPC。反之则不成立，单独 CPC 与 18 三体无明显关系。年龄可能是主要危险因素。目前证据显示 32 岁以上出现的几率大于 1/250。

肾盂扩张（图 3.58）
　　妊娠 33 周前肾盂前后径 ≥ 5mm，之后 ≥ 7mm。各家的定义有所差异。主要与胎儿肾脏疾病有关。与唐氏综合征的发生无明显关系。

心脏回声亮点（高尔夫球征）（图 3.59）
　　位于腱索上不与室壁相连，随房室瓣膜运动。在低危人群中与唐氏综合征的发生无关。

股骨和/或肱骨短小
　　唐氏综合征胎儿易出现长骨短，但由于存在人群和基因的生物学差异，难以确定长度的正常范围。

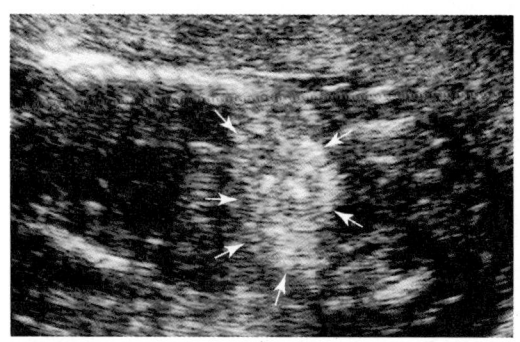

图 3.56　肠管强回声。

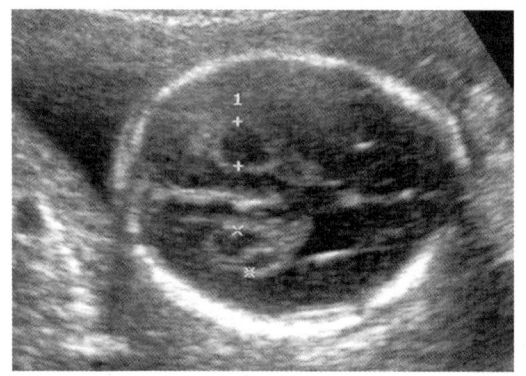

图 3.57　双侧脉络丛囊肿，直径7.5mm和7.2mm。单独出现与18三体关系不大。18三体与年龄相关。该孕妇选择行羊膜穿刺检查，结果核型正常。

第 3 章　详细的畸形检查

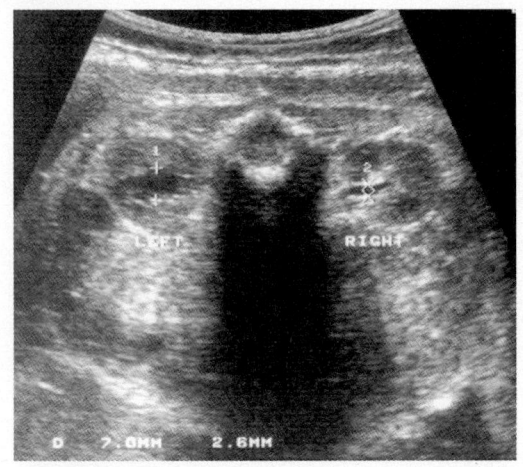

图 3.58　轻度单侧肾盂扩张。

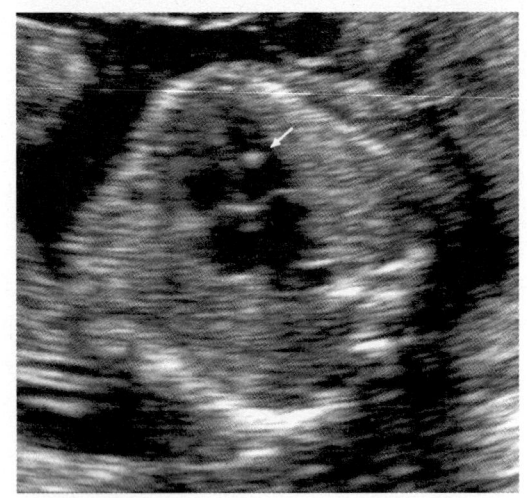

图 3.59　左心室回声亮点。

第4章
宫颈、胎盘和羊水

4.1 宫颈	104
4.2 胎盘形态学	106
4.3 产前出血	110
4.4 羊水的评价	119

4.1 宫颈

在孕期对宫颈的观察主要有两个方面：一是判断宫颈内口与胎盘下缘的关系；二是测量先兆早产患者的颈管长度。

当颈管长度大于30mm时，无早产的风险。然而，颈管缩短并不表示一定会发动临产。当颈管短于20mm时（图4.1），70%的孕妇会早产，30%则不会早产。许多孕妇在晚孕期颈管会自然缩短，故此时颈管缩短无太大意义。检测时可看到宫颈内口扩张呈漏斗状，甚至胎膜突出于扩张的宫颈管。颈管缩短、形成漏斗状及扩张三者之间的关系不完全清楚，有可能是逐渐进展的关系。临床上经超声测量颈管长度应用广泛。对于宫颈缩短者处理方法并无定论，产科医师对中孕期患者可能会采取宫颈缝扎术及抗生素治疗。

经阴道超声测量颈管长度是惟一可以获得准确测量结果的手段。指检由于不能测量穹隆上部的长度会较实际值至少短1cm，当膀胱充盈时经腹超声测量会高于实际值（图4.2）。超声探头及充盈膀胱的压力会减轻宫颈内口的扩张状况。当膀胱排空时仅有半数孕妇可经腹部超声探查到宫颈内口。

经阴道超声探查的技术见第7章。评价妊娠期宫颈管包括以下几方面：

1. 嘱患者排空膀胱。
2. 将探头放入阴道数厘米，并前后移动探头使宫颈显像。
3. 使宫颈管黏膜显像，宫颈管有时呈轻微的弧形。
4. 检查宫颈前后唇是否显像一致。

图4.1　经阴道超声扫描测量宫颈长度=15mm。

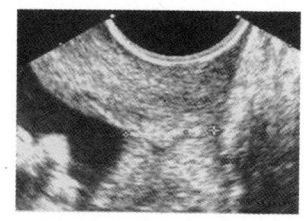

4.1 宫颈

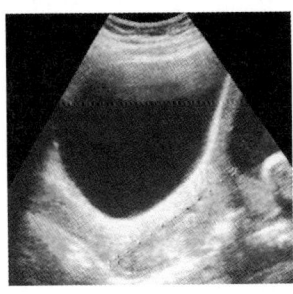

图4.2 由于膀胱充盈,经腹部超声测量宫颈长度测量值增大。测量值为 8.3cm。

5. 将探头缓缓退后少许,确定没有因压迫而产生伪像。
6. 测量从宫颈内口至外口的长度。若呈漏斗状需记录,这提示胎膜突向颈管内至少 5mm。
7. 重复测量 3 次,取最短值。

4.2 胎盘形态学

胚胎学

对胎盘胚胎学发展的简要概述有助于理解不同超声显像的意义。当胚胎种植于母体蜕膜后，其滋养层外层发展成绒毛膜，从母体循环中获取气体和营养交换。绒毛膜囊回声均匀，呈圆形，从大约第9周起，平滑绒毛膜（光滑面）分化为胎膜与羊膜融合。叶状绒毛膜分化为真正的胎盘（图4.3）。绒毛进一步植入底蜕膜，底蜕膜增生，携带着母体血液的内膜静脉和螺旋动脉在其内形成丰富的血管网。随着绒毛的植入和底蜕膜的增生，胎盘被蜕膜分割成小叶，称为绒毛叶，其内有胎儿侧的血管网（图4.4）。含氧的血液从胎盘经脐静脉流向胎儿，经胎儿循环后含氧低的血液经两条脐动脉回流至胎盘。

既然组织在这些血管网中生长，不难理解会偶有出血现象发生。另外纤维素沉积于血管壁会导致不同程度的血栓形成和梗死，当栓塞过度时，胎盘交换减少以致于影响胎儿的生长及安危。

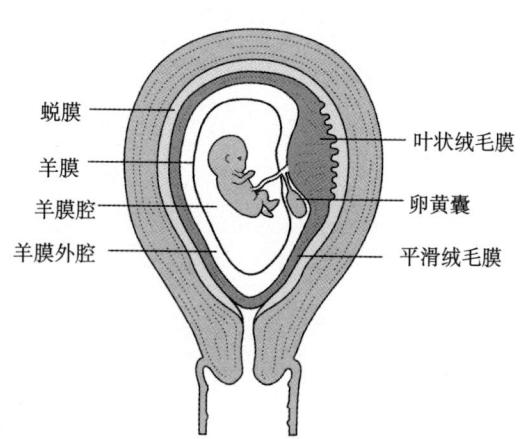

图4.3 平滑绒毛膜与叶状绒毛膜。

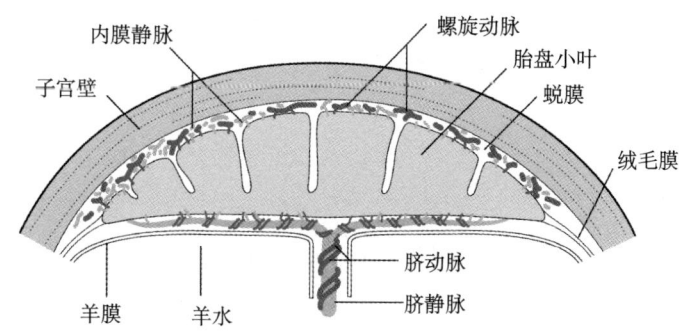

图4.4 胎盘循环。

超声影像

超声检查时应警惕所观察到的胎盘上的空洞、亮点及不规则的线条。这些表现有很大的个体差异,并不一定与胎儿的情况紧密相关。空洞是静脉池的局部低回声的表现(图4.5)。亮点和不规则线条为钙化表现,这是晚孕期胎盘的正常退化。这些线条最终会沿着绒毛叶显像(图4.6)。胎盘钙化与预后的关系还不清楚,在34周前发生也许与预后有关。过度钙化可能与胎儿发育受限及先兆子痫有关,但其确切意义还不清楚。

当胎盘过大或过小时,应考虑有何意义。过小的胎盘可能与胎儿生长受限有关。妊娠20周以前胎盘厚度超过3cm以及40周以前胎盘厚度超过5cm均视为异常表现。过大的胎盘可能与感染、贫血或三倍体有关,通常会有胎儿受累的其他表现。

扫查胎盘后方及边缘时,会看到直径约1cm的扩张的血管网。这是正常现象,它是包含内膜(螺旋)动脉和静脉的母体血管网(图4.7)。

第4章 宫颈、胎盘和羊水

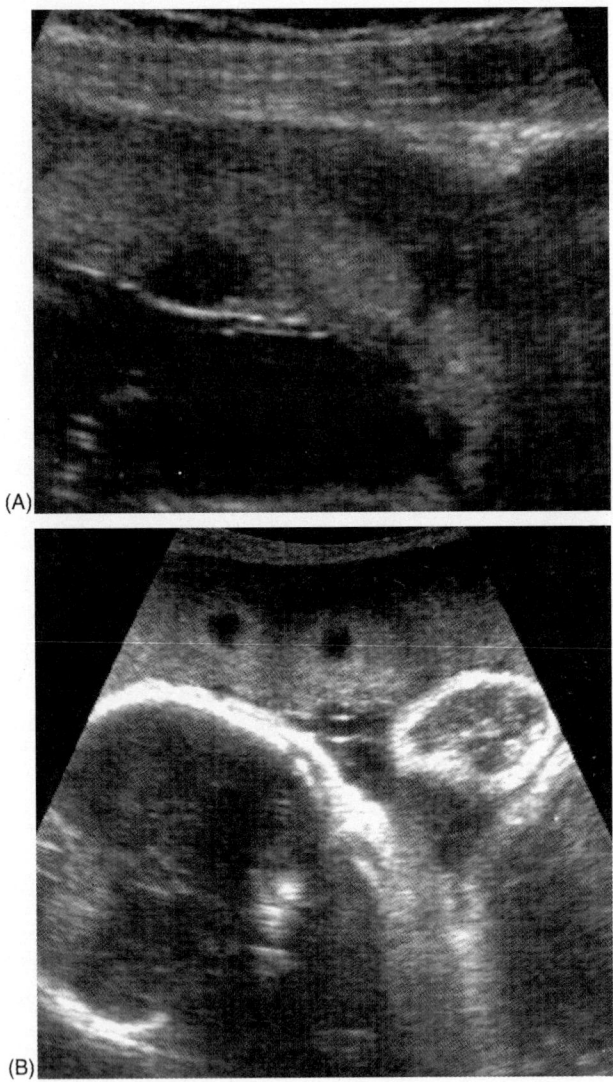

图4.5 （A、B）胎盘静脉池。

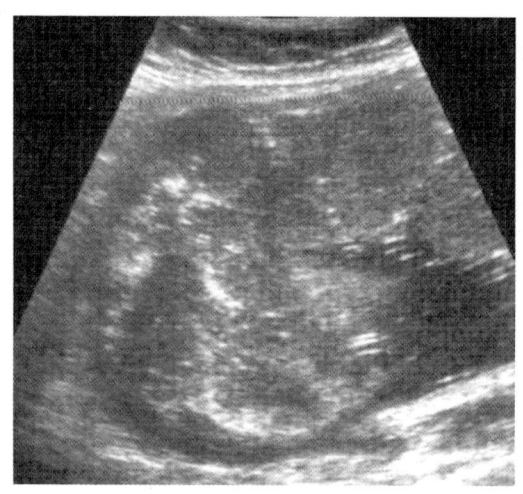

图 4.6 妊娠 36 周，胎盘钙化。在该孕周此现象的意义不清，无需报告。

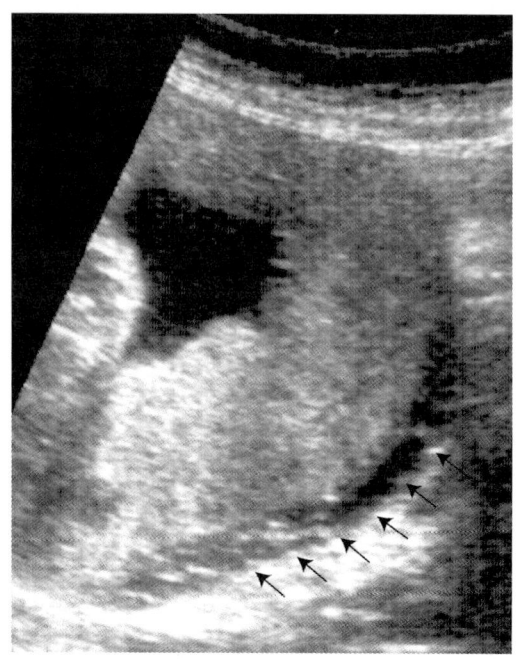

图 4.7 内膜动脉及静脉的母体血管网。

4.3 产前出血

产前出血即妊娠24周或以后的生殖道出血,是产科的常见病。妊娠24周时,胎儿已有生存能力,在此之前的阴道出血常指先兆流产。必须对可能发生产前出血的临床情况有所了解(表4.1)。如果失血过多,很可能在产房处理。产科医师会做出临床判断,主要的鉴别诊断是前置胎盘和胎盘早剥。超声检查对于前置胎盘的诊断极有帮助,而对胎盘早剥的诊断则不及对前置胎盘诊断的作用。大多数患者出血原因不清,常常归因于胎盘边缘的内膜血管破裂出血。所有患者都应行超声检查以了解胎儿及胎盘的情况。当出血停止后,应用窥器检查除外局部病因。

表4.1 产前出血的临床病因

前置胎盘(无痛性、子宫柔软、先露高浮)
胎盘早剥(腹痛、子宫触痛)
前置血管(罕见)
局部因素(如宫颈病变)
原因不清或不确定(最常见)

前置胎盘——临床及超声表现

前置胎盘的典型临床表现为无痛性阴道出血、子宫柔软、先露高浮或胎位为斜位或横位。失血主要来自于母体。从组织学上来看,前置胎盘分为四级,这种分类法在超声临床应用之前就有了(表4.2)。Ⅰ级和Ⅱ级是胎盘少部分前置,Ⅲ级和Ⅳ级为胎盘大部分前置(图4.8)。超声检查可清楚观察到这种分类,分级法在临床上已废弃不用。如果超声观察到胎盘覆盖宫颈内口并低于先露,是指中央性

表4.2 前置胎盘的组织学分类
Ⅰ级:胎盘附着于子宫下段,未达宫颈内口
Ⅱ级:胎盘达到宫颈内口,但未覆盖
Ⅲ级:胎盘不对称地覆盖宫颈内口
Ⅳ级:胎盘对称地覆盖宫颈内口

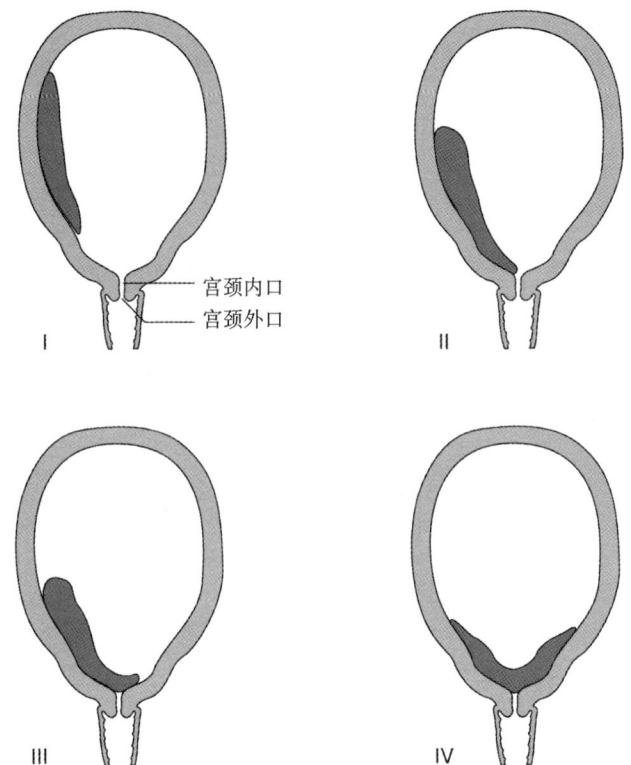

图4.8 前置胎盘分级。

前置胎盘。阴道超声还可以测量胎盘边缘和宫颈内口之间的距离。此距离少于3cm时,处理应与中央性前置胎盘一致;3～5cm时,处理应与边缘性前置胎盘一致,此种情况有时使临床处理感到困难。产科医师希望知道在分娩时胎先露是否可以通过产道而不引起大量的出血。如果胎盘阻挡胎儿安全通过,则很明显存在胎盘前置,出血难以避免。

胎盘早剥——临床及超声表现

当胎盘分离及血肿形成时发生胎盘早剥。出血可以是隐匿性的,不伴阴道出血,也可以是阴道出血不伴血肿形成,或者是两种情况均存在。典型临床表现为阴道出血伴腹痛,子宫强直收缩,腹壁触诊难以查清胎儿。胎儿及母体均有失血。在严重病例容易发生胎死宫内或胎儿窘迫,须立即终止妊娠。这种情况需要在监护产房进行处理，而不是在普通的超声检查室。患者的临床表现往往不那么典型。产科医师不能确定产前出血的原因时，通常希望通过超声检查除外前置胎盘。若超声检查发现血肿形成提示存在胎盘早剥。

了解了以上背景知识，操作程序如下：

1. 了解病史。明确孕周、阴道出血量及有无腹痛。明确孕周很重要，因为在妊娠34周以前子宫下段形成不良，在此之前的边缘性前置胎盘会随着孕周的增长"迁移"。这是因为随着子宫下段的形成和延长，以及胎先露的下降，使胎盘上移。但明确诊断的中央性前置胎盘不会发生变化。这种情况临床上在妊娠30周以前偶有发生，而在妊娠20周时有10%的孕妇存在胎盘低置现象（图4.9），故妊娠20周时不宜诊断胎盘低置，除非是明确的中央性前置胎盘。另一方面，若胎盘位于子宫底部需要记录，如果患者之后出现了产前出血，可排除前置胎盘。

2. 扫描子宫，包括胎儿发育情况、胎方位及胎先露、羊水量。先露高浮可能与胎盘前置有关。如果胎位为斜位或横位则确定胎盘的位置有困难，因为此时子宫下段形成不良。

3. 确定胎盘位置，移动探头在纵断面扫描胎盘下缘。如果胎盘到达下段，应明确其与宫颈内口的关系以及胎盘是否低于胎先

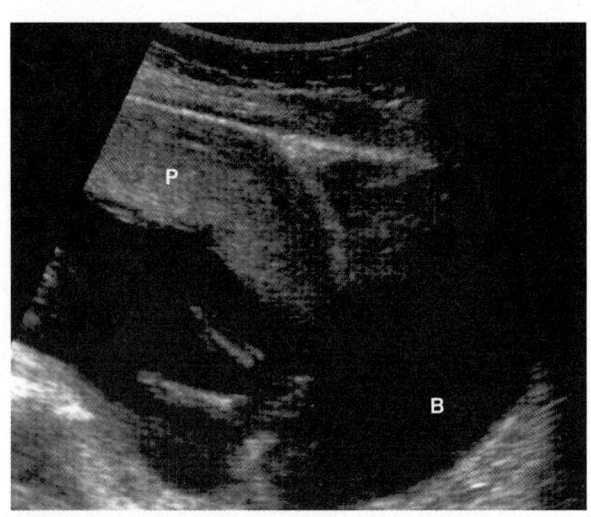

图4.9 妊娠20周，低置胎盘。在妊娠34周时重复扫描发现胎盘位于子宫上段，证明通过早期超声检查结果不能确定诊断。B，膀胱；P，胎盘。

露。如果不能确定，可以将探头正中横向置于子宫下段上方，并向远侧平行移动来确定胎盘下缘的位置。子宫下段是一个解剖学结构，很难用超声来确定。子宫膀胱角可作为一个标志，它是充盈的膀胱与子宫相交处的上缘（图4.10），可用来粗略估计子宫下段的上缘。如果膀胱过度充盈，检查时应谨慎。有三种可能的情况：

i 当胎盘位于宫底部，可以看到胎盘下缘高于胎先露，离子宫下段较远。

ii 中央性前置胎盘覆盖宫颈内口，可见其低于胎先露。应描述胎盘大部分附着于前壁或后壁，因为前者在产科医师施行剖宫产术时操作上会更难（图4.11）。

iii 胎盘位置低，但是看不清胎盘下缘与宫颈内口的关系。这种情况多发生于胎盘位于后壁时，是由于胎头导致的声影所致。经阴道超声可以帮助确定胎盘下缘的位置。

产前出血经超声诊断为边缘性或中央性前置胎盘的患者，应收住院观察，她们随时有无诱因再次出血的风险。应每2周进行重复超声检查。

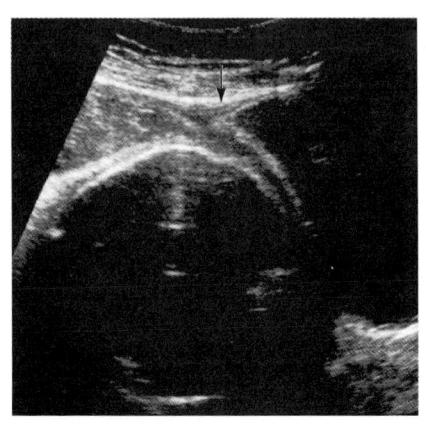

图4.10 子宫膀胱角（箭头）帮助确定子宫下段位置。胎盘未超过该处，胎头低于胎盘边缘。可除外前置胎盘。

第4章 宫颈、胎盘和羊水

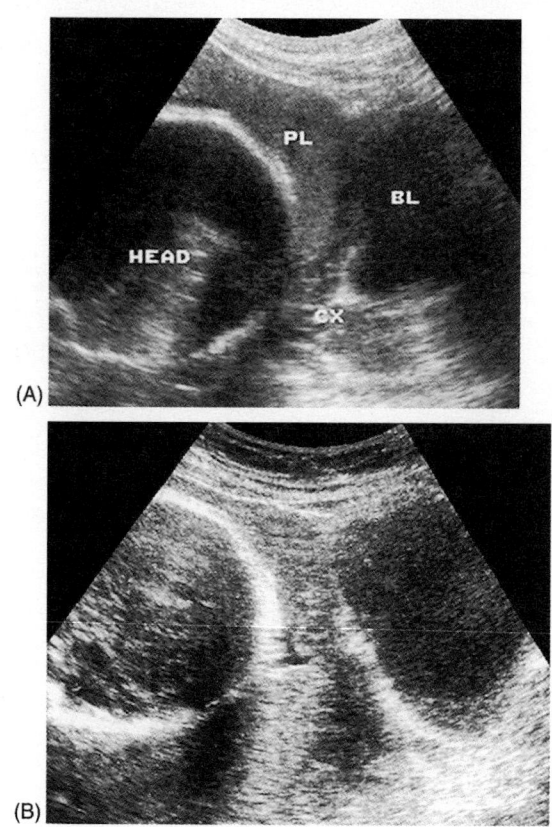

图4.11　A．主要位于子宫前壁的胎盘到达宫颈内口。B．主要位于子宫后壁的胎盘覆盖宫颈内口。

4. 观察胎盘是否有血肿形成以提示有无胎盘早剥发生。血肿多位于胎盘边缘,超声显像与胎盘类似,有时难以鉴别(图4.13)。当血肿机化时超声影像改变,可见混合回声。较少见的情况还有当血肿全部位于胎盘后面时,影像学上可能表现为血肿在胎盘内部(图4.14、4.15)。血肿位于羊膜下及胎盘前的情况较罕见(图4.16)。
5. 探查确认未发现小片状分离的胎盘组织影像,其内可能含有与主胎盘相连的血管。当血管通过胎先露前的胎膜时,称为前置血管,如果破裂会引起胎儿的致命性出血。这种情况很罕见,彩超有助于诊断。

4.3 产前出血

典型病例（图 4.12）

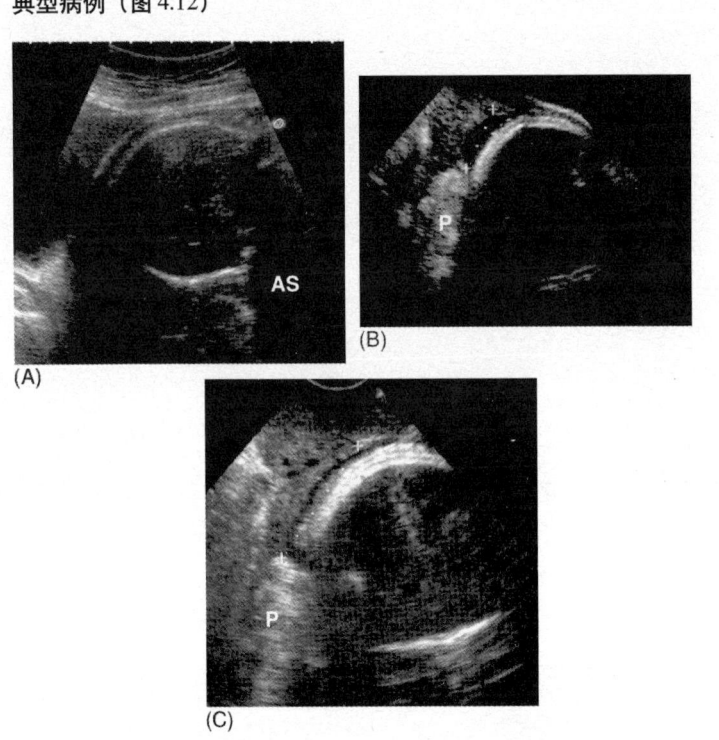

这是1例妊娠34周的产前出血住院患者的超声扫描图像。由于声影的影响，不能清楚地看见后壁胎盘的下缘（A）。经阴道超声显示胎盘下缘距宫颈内口33mm（B）。该患者2周后复查阴道超声，显示胎盘下缘距宫颈内口50mm。该现象与子宫下段的形成有关（C）。该患者准予在家待产，于妊娠38周时自然临产，并经阴道分娩（AS, 声影; P, 胎盘）。

第4章 宫颈、胎盘和羊水

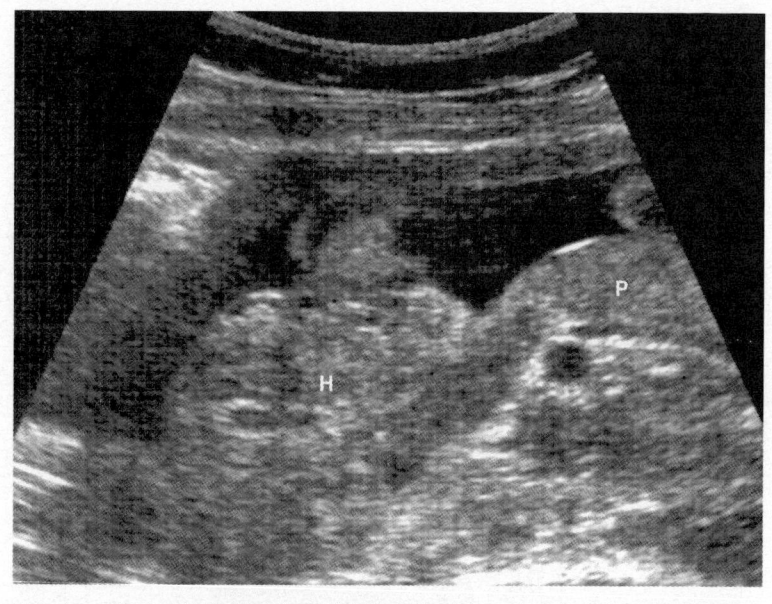

图4.13 胎盘下缘的强回声为胎盘的边缘剥离。该现象易与胎盘低置混淆（H，血肿；P，胎盘）。

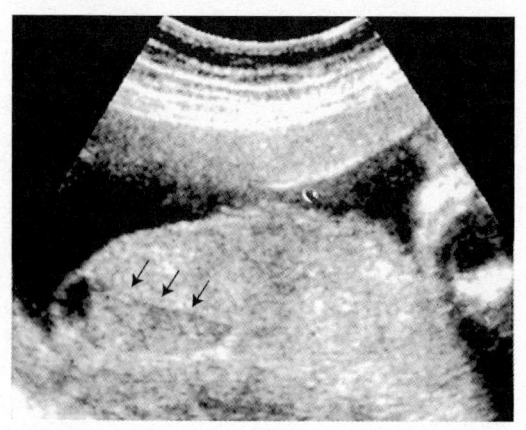

图4.14 胎盘内混合回声为胎盘后的血肿。该患者妊娠27周，有阴道出血及腹痛症状，合并胎心率异常。对该患者施行了剖宫产术，证实为胎盘早剥。

4.3 产前出血

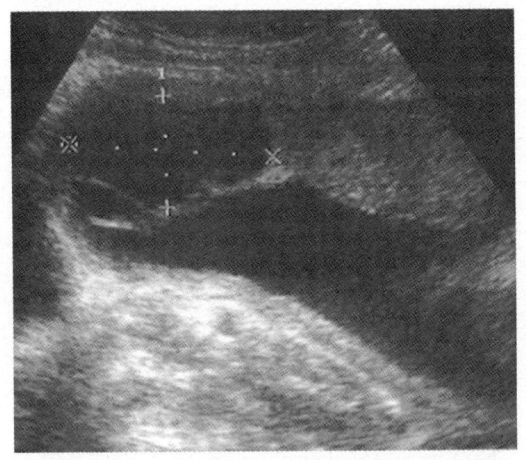

图4.15 胎盘边缘可见无回声区,为溶解的血凝块。2周前该区域显示为密度增高回声。

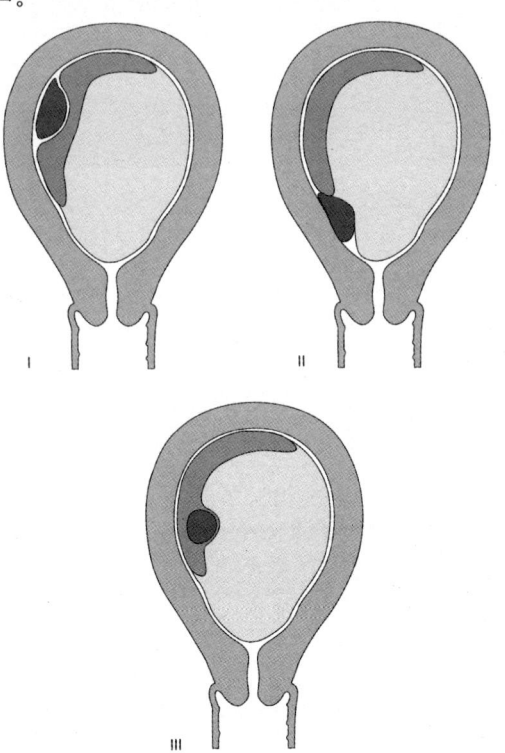

图4.16 胎盘出血的位置:Ⅰ.胎盘后;Ⅱ.胎盘边缘;Ⅲ.羊膜下、胎盘内出血。

第4章 宫颈、胎盘和羊水

典型病例（图 4.17）

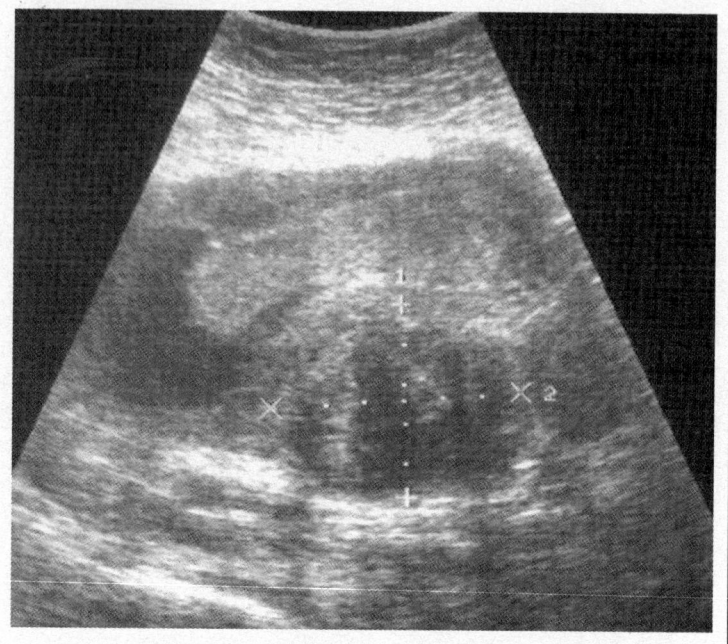

该图片为1例妊娠20周的患者，显示胎盘后的混合回声包块，大小为50mm×64mm。最初认为是胎盘后的血块，但回顾孕前资料，该患者合并一个子宫后壁肌瘤50mm×50mm。

产前出血的超声检查要点
了解病史
明确胎位、胎先露、胎心、羊水情况
描述胎盘下缘位置，可考虑经阴道超声探查
观察胎盘边缘、胎盘内及胎盘后有无血肿

记忆要点
1．妊娠三个月后胎盘后方的血块罕见。
2．胎盘下缘距宫颈内口3cm以内时按中央性前置胎盘处理。
3．胎盘下缘距宫颈内口3~5cm时按边缘性前置胎盘处理。

4.4 羊水的评价

羊水调节机制还不十分清楚。早孕期羊水主要来自于母体，随着妊娠进展，胎儿越来越多地参与羊水调节。20周以后，羊水主要由胎儿的尿液产生，并主要通过吞咽来清除。与其调节机制相关的任何因素的破坏都会导致羊水量的改变。羊水量正常值的范围很宽，18周时大约为300ml，34周时增至800ml，足月后减至600ml。

对羊水的评估有三种方法，超声检查科室应有自己相应的方案。

主观方法

表4.3 对羊水量的主观描述

几乎无羊水（羊水过少）
羊水偏少
羊水量中
羊水偏多
羊水过多

在做出这些描述前应了解正常羊水量的超声表现。以下几点有助于诊断：

1. 妊娠22周前胎儿占宫腔容积的一半以下。

2. 晚孕期胎儿腹壁与子宫前后壁接触是正常现象，胎儿的肢体等细小部分清晰可见。

3. 羊水中可见漂浮的微粒，可能是胎脂或胎粪，近足月时更常见。

4. 羊水过少可能发生在中孕期或晚孕期。虽然胎肾在10周时开始有功能，但12周前不会看到羊水过少。羊水池中都会有脐带漂浮，胎儿肢体挤作一团并过度屈曲（图4.18）。可能发生羊水过少的原因如下（表4.4）。

5. 羊水过多常发生于晚孕期。胎儿解剖结构特别是细小部分也清晰可见，腹壁周围充满羊水。可能发生羊水过多的原因如下（表4.5）。

第4章 宫颈、胎盘和羊水

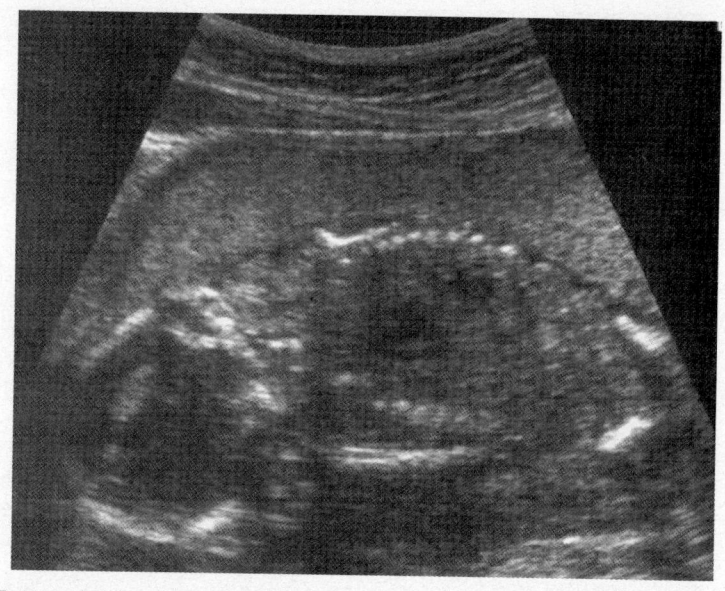

图 4.18 妊娠 20 周自然破膜导致羊水过少，可见胎儿体肢体挤作一团并过度屈曲。

表 4.4 羊水过少的原因
原发性（常常不严重）
胎膜破裂
胎儿异常导致尿液生成减少
－肾发育不全
－多囊肾
－输尿管瓣膜梗阻或发育不全
胎盘功能不全导致肾功能不全
－胎儿生长受限
－过期儿
－偶发

术语"减少"或"多于平均"常会导致不恰当的临床处理，因此设计了客观的测量方法来反映羊水量。客观测量方法具有可重复性，并给出了正常值。

表 4.5 羊水过多的原因
原发性
巨大儿
糖尿病
多胎妊娠
胎儿异常导致吞咽功能异常
－上消化道梗阻
－神经系统缺陷（运动不能、肌强直性营养不良）
－其他
水肿
胎盘血管瘤

客观方法

给产科医师以具体测量数值，与主观估计相比能减少因观察者不同带来的差异。必须注意的是，探头的压力不能过大，以免造成过度估计羊水过少或对羊水过多估计不足。

A. 最大垂直平面（maximum vertical pool，MVP）

1. 扫描整个子宫腔，尤其是仔细观察胎儿四肢及颈部周围，寻找羊水最深的区域。

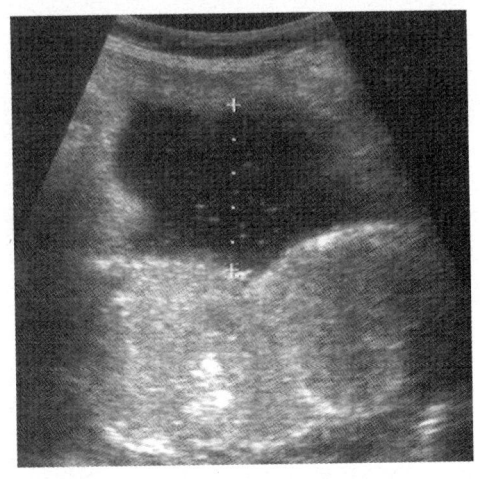

图 4.19 最大羊水池深度。可见斑点状胎脂回声。

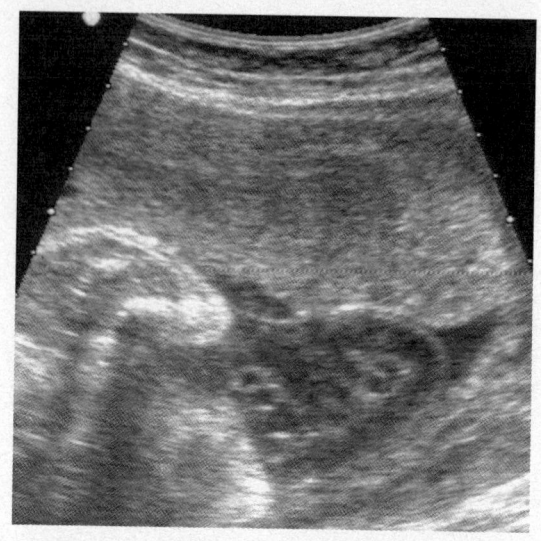

图4.20 包含脐带的"羊水池"假象,不能将其作为测量值。

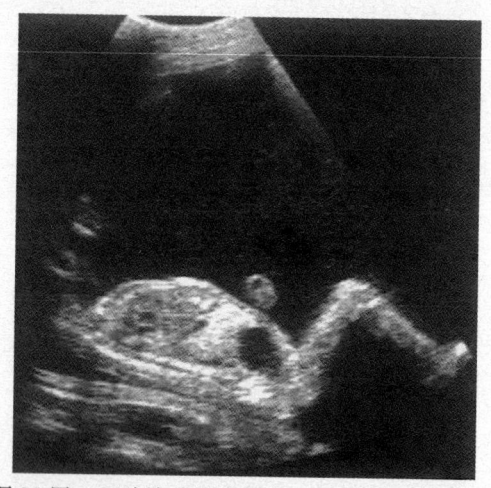

图4.21 妊娠22周,双胎输血综合征合并羊水过多。羊水池最大深度为11cm。注意胎儿膀胱扩张。

2. 定位于羊水池最深处(宽度至少1cm),该区域应无肢体和脐带。测量最大垂直深度(图4.19)。当羊水过少时,可能会误把脐带当作羊水池(图 4.20)。这时可用彩超来鉴别脐带。

3. 如果测量值低(小于3cm,图4.21),在另外的羊水池重复测量。

B. 羊水指数（amniotic fluid index，AFI）

1. 定位于子宫每个象限的羊水池最深处，该区域应无肢体和脐带。
2. 将每一象限的测量值相加。

表4.6　妊娠20~40周时的MVP值
< 2cm 羊水过少
2~3cm 羊水偏少
3~8cm 正常
> 8cm 羊水过多

表4.7　妊娠20~40周时的AFI值
< 5cm 羊水过少
5~10cm 羊水偏少
10~20cm 正常
20~25cm 羊水偏多
> 25cm 羊水过多

羊水检查要点
扫查整个子宫腔
测量MVP时，定位于羊水池最深处
计算AFI时，测量每个象限羊水池深度的最大值然后相加

记忆要点
1. 12周前羊水来自母体，20周以后主要来自胎儿。在此期间为过渡阶段。
2. MVP < 2cm 或 AFI < 5cm 诊断羊水过少。

第5章
胎儿生长与评价

5.1 指征	126
5.2 正常生长	127
5.3 胎儿生长发育的超声检查	128
5.4 测量值及其临床意义	132
5.5 巨大儿	135
5.6 胎儿宫内生长受限	136
5.7 多普勒血流	139
5.8 生物物理评分	146
5.9 多胎妊娠	148

5.1 指征

在孕晚期经常需要超声检查评价胎儿生长情况，临床检查可能估测胎儿过大或过小，而且大多数这个时期发生的合并症也可能影响胎儿生长（表5.1）。全面的胎儿评价通常包括明确胎盘位置和羊水量。大多数患者的胎儿生长参数位于正常范围，这样的结果可被临产医师和患者确信胎儿发育正常。如果测量参数提示胎儿生长受限，就需要进行多普勒检查和胎心监护（cardiotocography，CTG）。

表5.1 需要评价胎儿生长情况的常见临床指征

小于孕周
大于孕周
妊娠期高血压
产前出血
母体疾病（例如糖尿病、狼疮）
未足月胎膜早破
既往分娩过低出生体重儿

5.2 正常生长

环境和遗传因素会影响胎儿生长。胎儿在24周时约为500g，至28周时约为1000g，至40周时约为3500g。妊娠27~37周胎儿体重增长迅速，之后在最后几周增长减慢（图5.1）。在体重快速增长的时期，需要对胎儿生长进行一系列的监测，根据临床情况通常每2~4周检查一次。

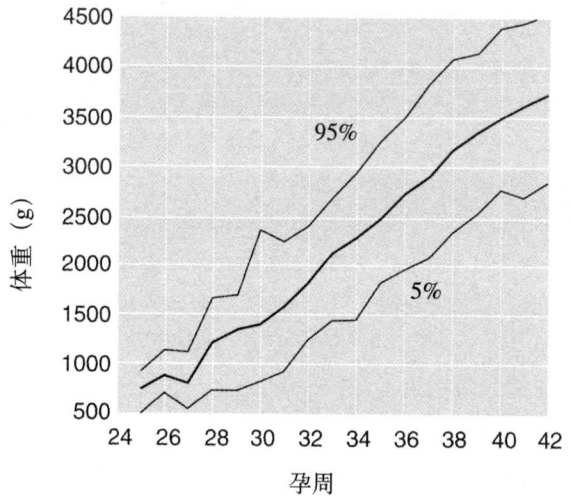

图5.1 1990年~1997年Aberdeen单胎新生儿出生体重百分图表。

5.3 胎儿生长发育的超声检查

1. 再次核对孕周,孕周已在早孕期的超声检查时明确。

2. 明确胎先露、胎方位和胎心搏动。

3. 测量双顶径。在丘脑与透明隔水平的卵圆形横切面测量。移动探头,发现大脑镰的短中央回声,大脑镰在透明隔与前顶部之间应当比较明显。如果回声长说明探头距颅顶过近(图5.2)。双顶径测量值为近端顶骨上缘到远端顶骨上缘的距离,确认为最大径线并且与中线垂直(见第3章)。

4. 在同一横切面,沿颅骨外缘测量头围(head circumference,HC)(图5.2A)。仪器上应当有刻度用于测量。有些仪器能够导出一个椭圆形,经调整与头围相符。两种方法的平均测量值相差约5%,应该使用不同的参考值表。

5. 获取合适的切面,测量胎儿腹围(abdominal circumference,AC)较容易。起初沿长轴扫描胎儿胸腰段脊柱,然后旋转探头90°得到胎儿腹部横切面,这样得到测量胎儿腹围的正确平面相对较容易(图5.3A)。这个横断面应当包括胎儿胃及脐静脉的肝内部分。如果可以看到脐静脉的全长,那么这个平面就太倾斜了(图5.3B)。

6. 测量胎儿股骨长(femur length,FL)时,可将探头从胎儿腹围横切面向尾侧移动至髂嵴并同时可看到股骨的中轴。旋转探头得到股骨全长,调整探头使股骨完全垂直于超声束。股骨长度的测量起止于每侧干骺端末端的中点(见第3章和图3.53),测量不应包括直到孕晚期才常见的股骨下端骨骺(图5.4)。

7. 最后常规测量羊水量和胎盘位置。

8. 记录报告表格,分析测量值。

5.3 胎儿生长发育的超声检查

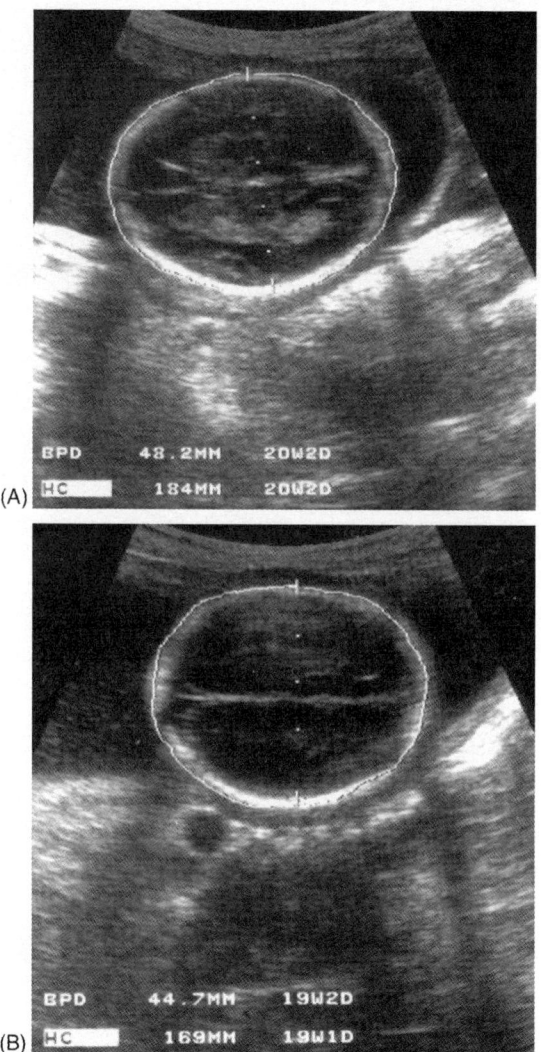

图 5.2 A. 经丘脑和透明隔水平的椭圆形横切面，显示大脑镰短中央回声，测量双顶径和头围。B. 显示连续中线回声的椭圆形横切面。此切面距颅顶过近，由此测量的双顶径和头围小于孕周。

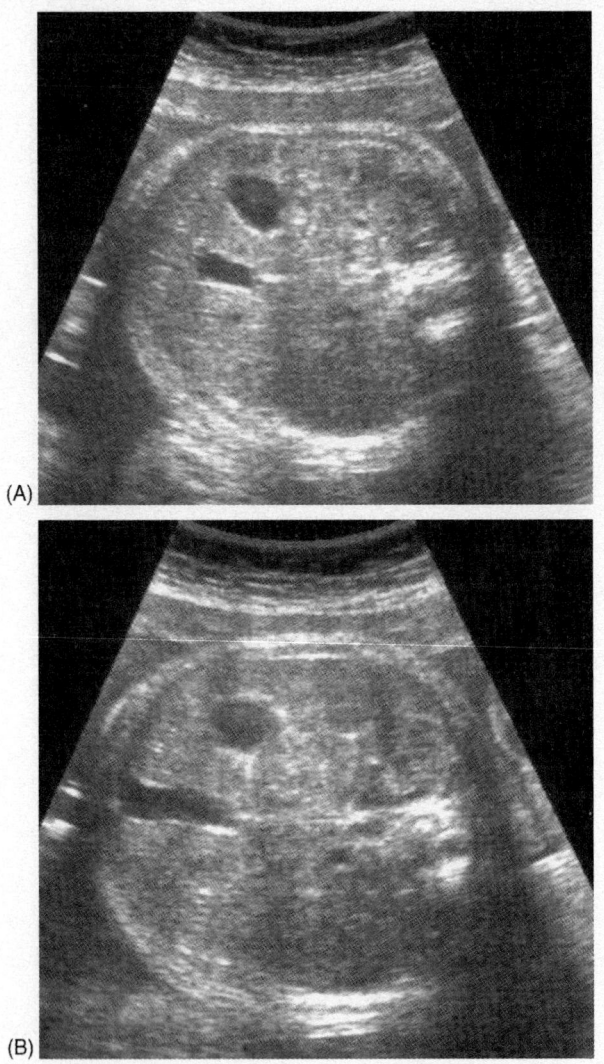

图 5.3 A. 横切面显示胎儿腹围外轮廓、胃及脐静脉肝内部分。测量腹围为 323mm。B. 平面倾斜显示脐静脉全长。测量腹围为 345mm，超出实际值 22mm。

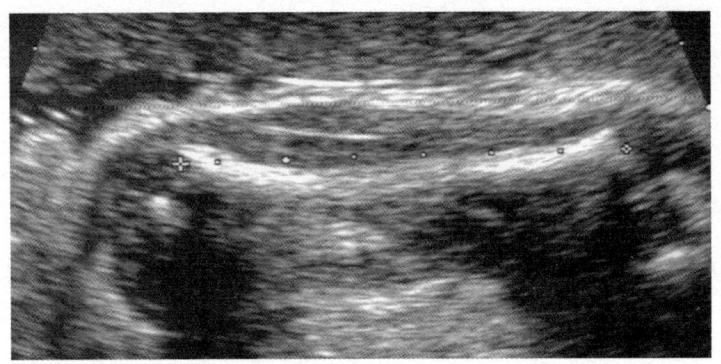

图 5.4 妊娠 36 周股骨长的测量。

5.4 测量值及其临床意义

测量值应当记入目前广泛使用的基于横断面人群数据的百分比图表（图5.5）。在各项测量值中，腹围对预测胎儿体重最敏感，因

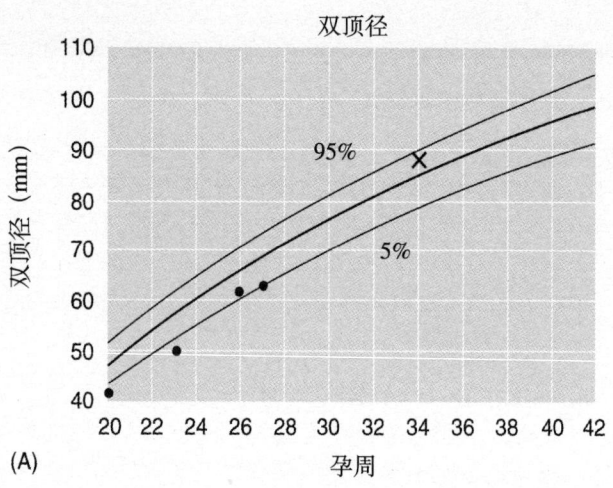

(A)

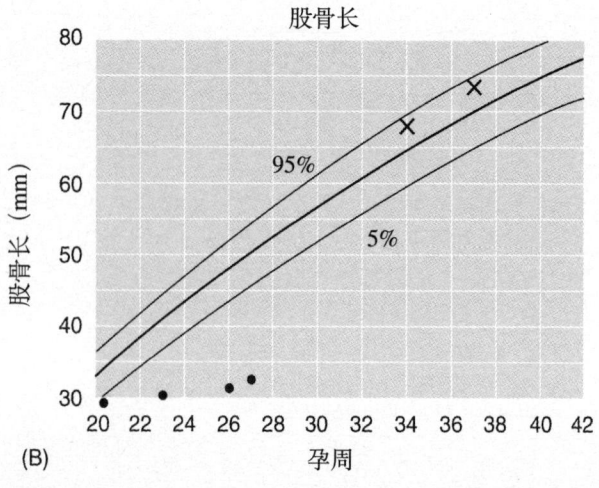

(B)

5.4 测量值及其临床意义

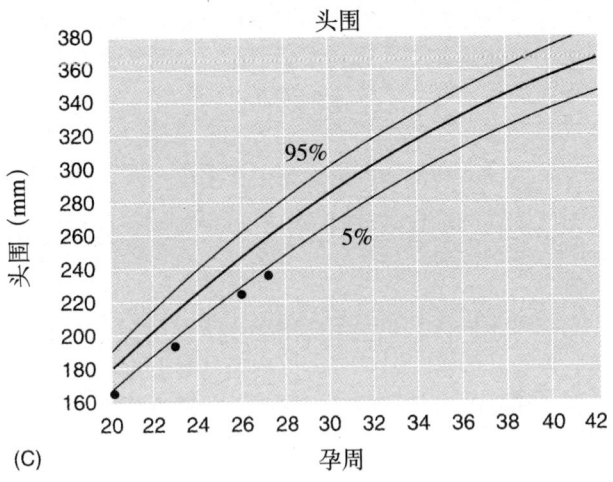

(C)

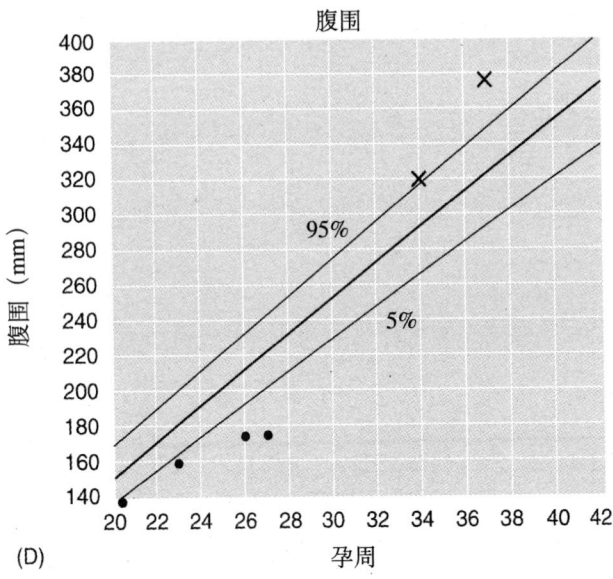

(D)

图5.5 基于横断面人群的研究数据绘出的正常胎儿双顶径、头围、股骨长和腹围的百分位图表(英国超声协会采纳应用)。(Reproduced from BJOG Volume 101. Chitty et al. pp 35-43, 125-131, 132-135, 1994, with the permission of the Royal College of Obstetricians and Gynaecologists.)

第5章 胎儿生长与评价

为腹围反映了肝糖原储备。而且相对于头部测量，腹围测量更容易，因为头部的形状、大小及易测量性会随着胎头位置而改变。例如，固定于骨盆内的胎头难以准确测量。如果为臀先露，双顶径会由于胎头横切面拉长（长头）而缩小。

在高危患者中，需进行系列胎儿生长监测。测量开始的孕周根据临床情况而定，之后，间隔至少2周重复一次。测量间隔时间越短，假阳性率越高。2周的预期胎儿平均腹围增长约为20mm。另一个影响因素是不同超声医师之间的差异，这也可能导致对超声结果难以解释。

已有各种不同的公式利用腹围单独或者结合双顶径、头围或股骨长来预测胎儿体重。超声仪可以根据需要设定特定的程序。根据胎儿身体各部分的大小来精确推测胎儿体重是不可能的，实际体重与估计体重之间有15%的差异很常见。在孕晚期当可能发生早产或者怀疑胎儿生长受限或巨大儿时，估计胎儿体重对产科医师有一定的帮助，但必须意识到它的局限性。

5.5 巨大儿

这种情况在糖尿病患者和肥胖的妊娠糖耐量受损患者最常见。临床上可能怀疑为大于胎龄儿，常与羊水过多并存。腹围测量值高于第九十百分位要引起注意，因为巨大儿分娩可能发生肩难产。腹围较其他部位的测量值可能有不成比例的增大，但是尚无方法可以准确地预测肩难产，因为肩难产的发生主要取决于分娩机转和母亲与胎儿的相对大小。

> **典型病例（在图 5.5 中以 'ｘ' 标记）**
>
> 产妇28岁，经产两次，当时不伴任何合并症，于妊娠34周时因胎儿大于孕周就诊。BPD与FL稍低于第95百分位，而AC高于第95百分位。估计胎儿体重高于第95百分位。患者合并羊水过多。糖耐量试验异常，产妇需要胰岛素治疗。妊娠37周再次进行测量，AC恰高于第95百分位，FL低于第95百分位，而BPD难以精确测量。产妇于39周自然临产，但是在宫口扩张至7cm时活跃期停滞，因头盆不称行剖宫产。分娩男婴5.5kg。

5.6 胎儿宫内生长受限

部分胎儿不能发育至正常的体重,这种宫内生长受限(intrauterine growth restriction,IUGR)可能与胎死宫内或其他不良预后相关。尽管世界卫生组织已将低于第10百分位数定义为小于胎龄儿的界值,但这并不总是等同于胎儿生长受限,因为部分小于胎龄儿是正常的,已经达到了其自身的最大生长潜能。而一些胎儿体重大于第十百分位,但仍为生长受限,因其生长潜能更大,却停止生长。导致生长受限的机制有两种:

1. 低生长潜能。即胚胎从受孕起就注定发育不良。从中孕期胎儿的各项测量值就明显小于孕周。胎儿相对较小较轻,所有测量值均小,称为匀称型生长受限。这可能是因为母亲发育较小(<45kg)或可能存在某种病理因素,例如染色体异常或病毒感染(表5.2)。

2. 缺乏生长支持(表5.3)。常于妊娠30周后发现,是由于血管性疾病影响子宫胎盘循环导致氧气和营养物质供给受限所致,例如先兆子痫。胎儿身长继续增长,但体重轻,腹围增长减慢。称为不匀称型生长受限。由于胎儿肝脏储存了大部分的糖原,随着饥饿导致糖原储备耗竭,腹围小于孕周。

尽管在理论上将匀称型和不匀称型胎儿生长受限区分为不同的类型,但在临床实践中差别并不十分显著。

表 5.2 低生长潜能的原因(早期胎儿生长受限——匀称型)

遗传易感性	胎儿结构异常
染色体异常	－中枢神经系统
－三体	－腹壁缺损
－三倍体	－其他
－其他	
胎儿感染	
－巨细胞病毒	
－弓形虫	
－风疹病毒	
－其他	

5.6 胎儿宫内生长受限

表5.3 缺乏生长支持的原因（晚期胎儿生长受限——不匀称型）

原因不明	反复产前出血
高血压	多胎妊娠
糖尿病	药物滥用者
狼疮	营养不良

典型病例（在图5.5中以'●'标记）

此胎儿的各个测量值在妊娠20周时均小于正常。这与匀称型生长受限相符。排除了染色体异常和病毒感染。可能为骨骼发育不良，因为所有长骨的测量值都较小。在第23周和26周进行系列测量提示腹围和股骨增长慢，但是双顶径和头围仍在第5百分位以上。在妊娠26周脐动脉舒张期血流消失。这些结果又提示为不匀称型生长受限。27周时出现重度先兆子痫，剖宫产娩出一580g的女婴。婴儿结构正常，表现出生长受限的外貌，在新生儿早期死亡。回顾来看，潜在的子宫胎盘循环损害在早期已经有所表现，但是直到27周临床证据才明显。

胎儿生长情况的超声检查要点

计算孕周
胎先露、胎方位、胎心
双顶径——椭圆平面、短中线、透明隔、丘脑
头围——同一平面
腹围——圆形、胎儿胃泡、脐静脉的肝内部分
股骨长——垂直于超声束
测量羊水量
列表标记测量数据
如果生长受限——多普勒测量脐动脉血流

第5章 胎儿生长与评价

> **记忆要点**
> 1. 腹围是预测胎儿生长的最敏感的参数。
> 2. 妊娠 24 周后胎儿腹围平均每两周增长 20mm。
> 3. 胎儿体重难以精确估计。
> 4. 巨大儿常伴有羊水过多。
> 5. 胎儿生长受限、羊水过少提示胎盘功能减退。
> 6. 尚无方法可以准确地预测肩难产。
> 7. 不匀称型生长受限和匀称型生长受限常难以明显区分。

5.7 多普勒血流

多普勒超声已被用来测量胎儿胎盘和子宫胎盘血液循环的血流速度。由于胎儿血管直径小，血流速度的测量并不准确。但是分析血流速度波形可以评价外周血管的阻力下降程度，进而了解胎盘血管梗塞的情况。脐动脉波形比子宫动脉可以更好地反映胎儿的状况，在随机研究中，脐动脉多普勒血流的监测在很多情况下可以改善预后。在胎儿生长受限时，脐动脉血流参数的改变较胎儿大脑中动脉和胸主动脉的改变出现更早。

脐动脉多普勒

脐动脉的波形反映了胎盘血流阻力。脐动脉将胎儿乏氧血输送至胎盘（图3.25）。正常情况下，随着妊娠进展，脐动脉阻力下降，舒张期血流相对于收缩期增加。很多指标可以用来评估脐动脉阻力（图5.6），如果升高至第95百分位，可能提示异常。这些指标与多普勒角度无关，但会受其他生理因素的干扰而使结果不可靠。临床上比较有意义的是舒张末期血流缺失或返流，可提示病情进行性恶化（图5.8A）。

在高危妊娠中，已经证实运用脐动脉多普勒监测及时发现舒张末期血流消失或返流可以改善围生儿的预后。在低危妊娠中，常规进行脐动脉多普勒检查无明确益处。

孕晚期舒张末期血流消失或返流是罕见的，因为妊娠晚期胎盘

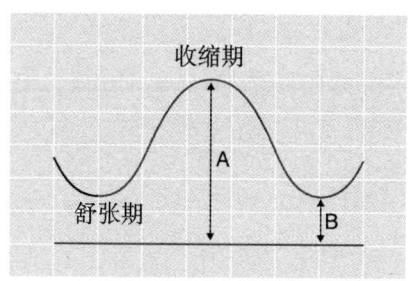

阻力指数 = A − B/A
搏动指数 = A − B/平均值

图5.6 评估脐动脉阻力的参数。

典型病例（图5.7）

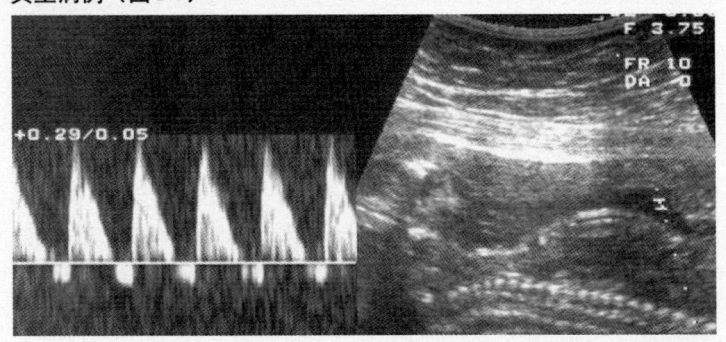

胎儿脐动脉血流图显示舒张末期血液反流。患者于妊娠32周因中度先兆子痫入院。腹围测量刚刚在第5百分位之上，羊水量正常。但是，考虑到脐动脉血流的结果，迅速终止了妊娠。剖宫产娩出了一个1.47kg的女活婴，母女转归均满意。

更大，严重的梗阻才会导致舒张末期血流消失。因此，如果在妊娠34周后发现舒张末期血流缺失或返流，需立即终止妊娠。当发现舒张末期血流消失，要多次测量排除假阳性的结果，有时声束角度太钝，大于60°，也可出现此现象。

1. 确定一段游离的脐带，尽量避免邻近胎盘或胎儿腹部的部分。
2. 利用脉冲多普勒将取样容积定位于脐动脉上。取样容积的宽度不影响舒张末期血流，但是影响血流的探测。
3. 确认多普勒角度足够小（理想情况应为＜60°），否则测得的血流速度小，不准确。
4. 低频过滤用来去除收缩期管壁运动的影响，以免混淆血流描记。过滤设置要低，否则会滤过舒张末期血流。一旦设置理想，则无需重新调整。

大脑中动脉多普勒监测

测量大脑中动脉血流有两个指征：

A. 严重胎儿生长受限时评价血流的重新分布

在氧供正常的胎儿，从妊娠20～28周无或者偶有舒张末期返流，从妊娠28～34周出现的几率仍然很低，但较前有所增加。当

5.7 多普勒血流

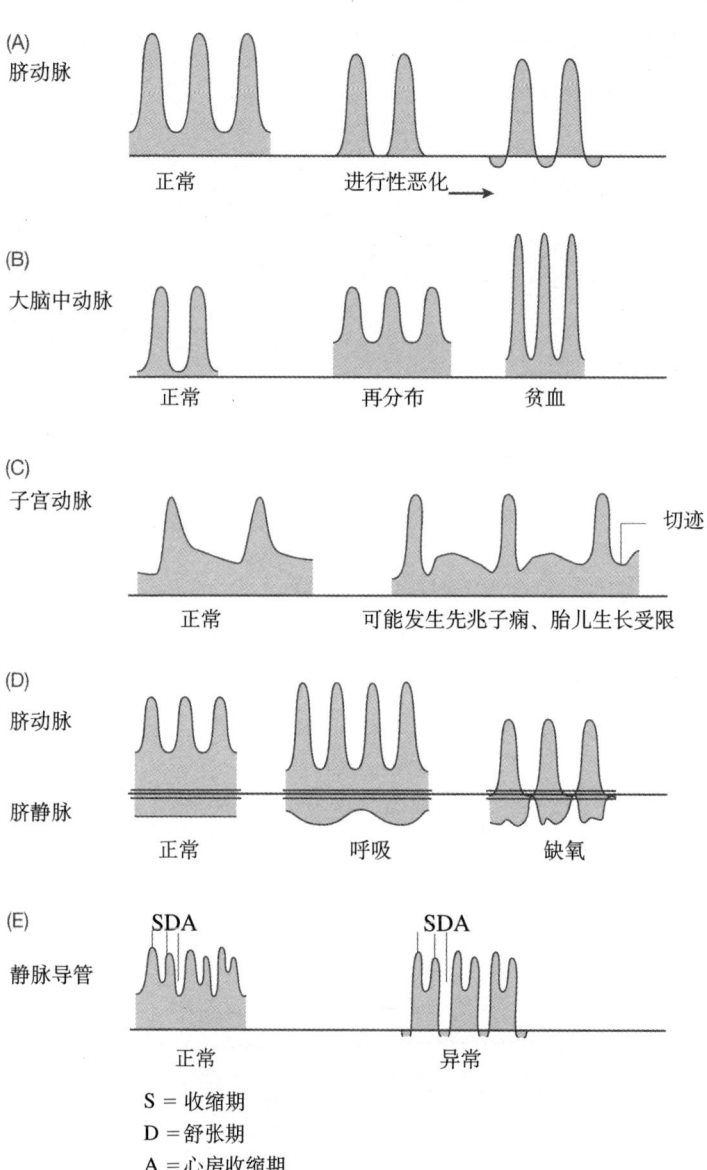

图 5.8 不同的多普勒频谱波形。

胎儿缺氧时，由于血流重新分布，大脑内血流增加，表现为舒张末期血流增强，阻力指数下降（图5.8B）。严重缺氧时，在循环衰竭前 24～48 小时，会出现阻力上升，可能是脑水肿所致。

B．评价胎儿贫血

胎儿贫血可能是由红细胞病毒属（既往称作微小病毒）或母体对Rh抗体、Kell抗体或其他抗体的自身免疫所致。当显著贫血时，水肿发生之前胎儿心排出量和血流速度均增加。已经证实，大脑中动脉收缩期血流峰速与胎儿贫血程度有很好的相关性。这为何时需要胎儿血液取样及输血提供了指导，再无需为了评价是否需要输血或终止妊娠而测定羊水中的胆红素光吸收值。这是一项很有价值的技术。

1. 在丘脑平面。
2. 利用彩色多普勒显示大脑动脉环，大脑中动脉沿蝶骨翼走行（图5.9）。

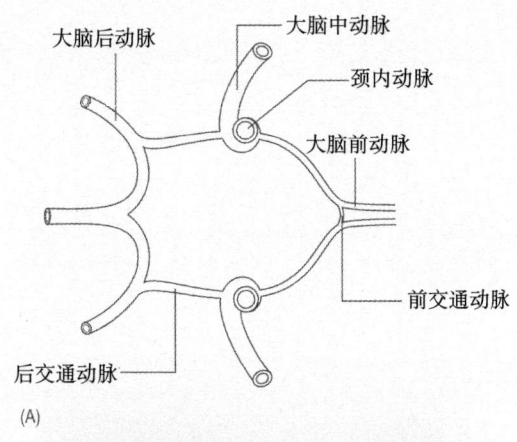

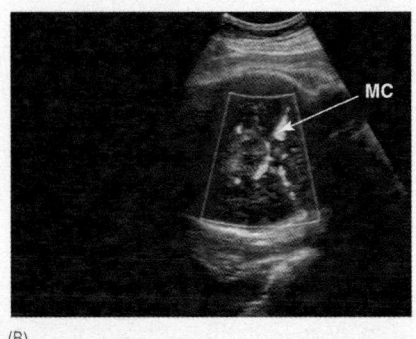

图5.9 大脑动脉环。

3. 将脉冲多普勒垂直放置于靠近大脑动脉环的血管,获得波形。
4. 读取最大收缩期流速(cm/s),标记于图表上(图5.10)。

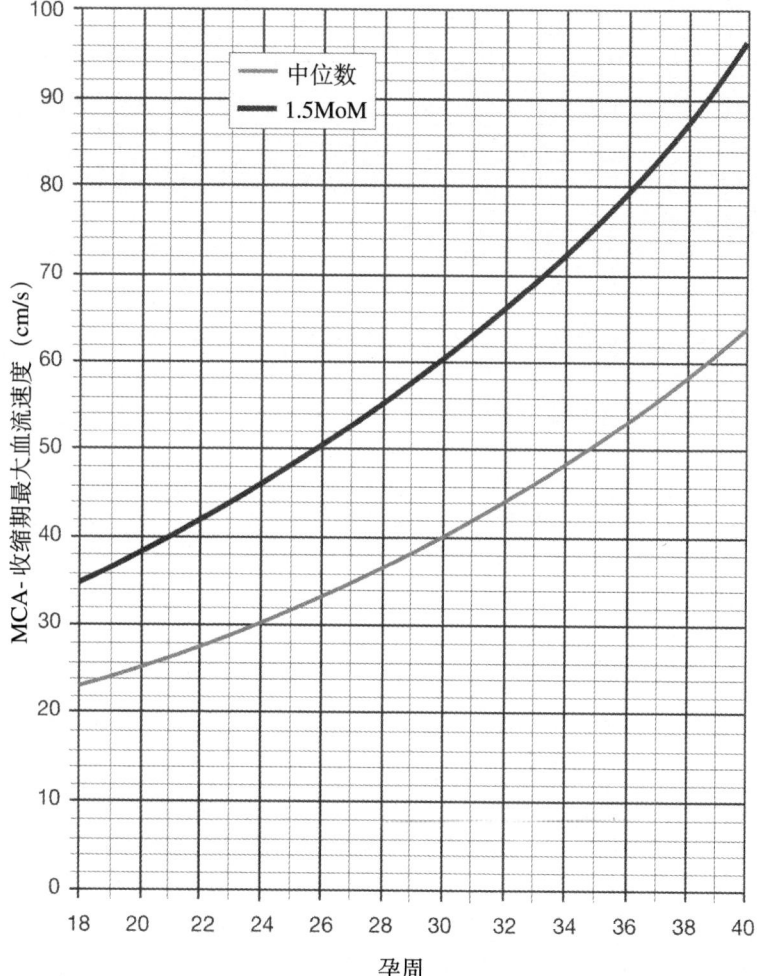

图5.10 大脑中动脉收缩期峰速度图表。(Reproduced from Mari et al．N Engl J Med 2000;341:9-14. Copyright©2000 Massachusetts Medical Society. All rights reserved.)

子宫动脉多普勒检查

通常在妊娠24周进行,对先兆子痫高危孕妇有一定作用。但在预测先兆子痫中其诊断的准确性仅为中等,而对胎儿生长受限及围生儿死亡的预测作用很弱。在低危孕妇的作用尚未得到证实。

子宫动脉起源于髂内动脉,在宫颈内口水平进入子宫。从侧面上升进入宫体,发出分支穿入子宫肌层。这些分支又分出弓形动脉,在整个肌壁外层形成血管网。由血管网分出的辐射状动脉伸入子宫内膜,在子宫肌层内2/3都可见到。这些血管穿出肌层,形成螺旋动脉,妊娠后小动脉管壁被滋养细胞侵蚀。在此过程中,螺旋动脉变为宽广、不可收缩的通道,形成了高顺应性、低阻力的绒毛内循环系统。在先兆子痫患者,此过程形成异常。

超声多普勒测量子宫动脉可以反映出这些生理改变。在妊娠早期,由于血管阻力高,在收缩期和舒张期血流之间出现特征性的切迹。随着妊娠进展,阻力下降,在妊娠24周后正常情况下不会再出现此切迹(图5.8C)。

测量子宫动脉血流应有规范的测量方法。应用彩色多普勒可提高测量的可重复性。

1. 经腹超声,将探头经子宫长轴平面放置于宫体旁,显示盆腔侧壁的血管。找到髂外动脉,在其十字交叉处或前方寻找子宫动脉。
2. 经阴道超声,将探头放置于前穹隆,找到宫颈。移动探头至侧穹隆,在宫颈内口水平寻找子宫动脉。
3. 应用脉冲多普勒,得到一个连续波形后冻结图像,进行测量。
4. 胎盘侧的子宫动脉阻力降低,因此应重复测量对侧子宫动脉阻力指数,取两者的均值。

当搏动指数升高(左右平均值>95百分位,即1.65)和/或两侧子宫动脉出现切迹时,发生先兆子痫和胎儿生长受限的风险增加。约40%的患者会发生先兆子痫,20%发生胎儿生长受限。出现阳性结果时,发生先兆子痫的可能性是6倍。所以孕期需要严密监测,但尚无经证实的有效的预防措施。

胎儿静脉多普勒检查

在中孕晚期和晚孕早期,当出现严重的早期胎儿生长受限的表现时,需要评价胎儿状况。氧合血由胎盘经脐静脉、静脉导管、下腔静脉的上半部至胎儿的右心房(图3.25)。静脉导管的管腔比脐静脉和下腔静脉明显狭窄,因此血流在静脉导管中加速。胎儿严重受损时会出现特定的改变。需要具有彩色血流多普勒和脉冲多普勒功能的超声仪器才能完成此项检查。

正常情况下，在中孕期脐静脉在整个心脏周期内为持续低速血流，无搏动（图5.8D）。搏动出现在早孕期或脐带受压、胎儿受损时。低振幅搏动与胎儿呼吸运动有关，应避免在此时进行脐静脉血流测量。搏动反映心功能而不是胎盘阻力。脐带受压时，在收缩期出现搏动。如搏动出现在舒张末期则预后极差，提示严重的胎儿受损。

静脉导管血流速度快，靠近心脏，可反映心房功能，有搏动波形，其搏动波呈三相（图5.8E）。在胎儿缺氧受损时，来自心房收缩的回流压力增加，导致血流缺失或返流。

下腔静脉和静脉导管有同样的三相血流，在心房收缩期常可见到返流，临床应用价值不大。

1. 确认脐带和脐静脉。要获得脐静脉血流，应将取样容积置于血管上，检查声束角度为锐角，获得脐静脉频谱。
2. 观察脐静脉走行，脐静脉通过胎儿腹壁进入肝。
3. 应用彩色多普勒血流，在脐静脉末端狭窄的静脉导管起始部位可看到血流速度增加。
4. 将取样容积置于静脉导管的起始部位，调整声束角度小于30°。听到静脉导管内嘶嘶样持续的血流声，可将其与邻近的下腔静脉、肝内静脉区分开。

脐动脉多普勒检查要点
于游离段脐带测量 取样容积定位于脐动脉 声束呈锐角（小于60°）

记忆要点
1. 脐动脉是预测胎儿状况的最佳血管。 2. 观察到脐动脉舒张末期血流消失或返流较其他指标更具临床意义。 3. 静脉导管血流缺失或返流提示胎儿受损。 4. 舒张末期脐静脉搏动提示严重的胎儿受损。 5. 双侧子宫动脉切迹提示发生先兆子痫和胎儿生长受限的危险性增加。

5.8 生物物理评分

生物物理评分是评价胎儿安危的方法，评分的影响因素主要是危害胎儿中枢神经系统的因素，如缺氧、感染和母体疾病。评分满分为 10 分，每项达到标准计 2 分，达不到计 0 分。评测内容如下：

1. 胎儿呼吸运动。寻找胸壁和腹壁的节律性运动，它反映膈肌的运动，容易识别。应当每 30 分钟至少观察到一段持续 30 秒的呼吸运动。

2. 胎儿运动。30 分钟内至少 3 次显著的躯干和肢体的活动。也可以在 CTG 中监测到。

3. 肌张力。评价躯干、肢体或手的屈伸运动。30 分钟内至少可以见到一次脊柱弯曲、伸展或手指摊开、合拢。

4. 羊水量。在两个垂直平面内，至少可以找到一个不含脐带的羊水池，深度为 2cm。

5. 胎心监护（CTG 或非应激试验）。正常的有反应型监护是 20 分钟内有两次或两次以上胎动后或宫缩后胎心加速。

关于羊水量和胎盘分级还可见第 4 章进行评定。

胎儿睡眠周期为 20~40 分钟，所以观察周期选择 30 分钟。胎儿缺氧或感染时，首先表现的是呼吸运动减弱和胎心率的反应性差，最后是运动和肌张力异常。评分 10 分或 8 分提示情况良好，6 分或 4 分为可疑，2 分或 0 分非常危险。根据评分，可以在胎儿严重受累之前及时终止妊娠。

关于生物物理评分，尚无随机对照试验来评价其益处。它主要的缺点是耗时，需要 30 分钟的时间来完成。而且实际上与胎心监护和羊水量检查相比，它并不能提供更多的信息。因此在许多医学中心已经被胎心监护、羊水量测定、胎儿发育情况和多普勒检查所替代。

典型病例（图 5.11）

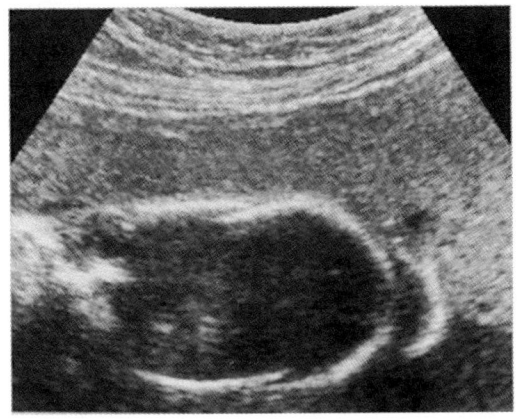

患者于妊娠 26 周因胎动减少 48 小时入院，超声证实胎死宫内。死因无法解释。图像显示胎头颅骨重叠（Spalding 征），胎儿至少在 24 小时前已死亡。

生物物理评分检查项目
呼吸运动
胎动
肌张力
羊水量
胎心率的反应性

记忆要点
1. 生物物理评分的影响因素是抑制中枢神经系统的因素。
2. 胎心监护和羊水量检查可以提供同等信息，代替生物物理评分。

5.9 多胎妊娠

超声评价双胎或多胎妊娠的胎儿生长的作用有限。单胎妊娠时，腹围是最有意义的参数，腹围需要系列测量来评价胎儿生长发育。双胎的生长曲线来源于单胎，28周之前与单胎相同，28周后生长较慢（图5.12）。28～38周腹围应当平均每周增长10mm。一些测量上的技巧可能有帮助。

1. 双胎妊娠的诊断源于早期超声检查。首先需要明确每一胎的胎方位，哪一胎是第一个。首先，用探头在子宫下部区域横向扫查，以明确胎儿1的先露部分。旋转探头找到这个胎儿的脊柱，明确胎心搏动。正常时会发现每个胎儿主要位于母体腹部的左侧或右侧。找到胎儿2，回到子宫下部明确胎儿2的先露部分。找到胎儿2的脊柱和头，明确胎心搏动。现在，应当已经能够画出两个胎儿方位的图谱，明确两个胎儿头颅和脊柱的位置。

2. 将探头移回至胎儿1进行测量，同样测量胎儿2，分别记录。按照一定的顺序进行测量可以避免将两个胎儿混淆。

3. 报告测量结果，并画出两个胎儿的胎方位和彼此关系（图5.13），有助于在下一次测量时定位。

两个胎儿的腹围相差20mm以上是双胎发育不一致的证据。出生时的发育不一致是以双胎出生体重之差占较大胎儿出生体重的百

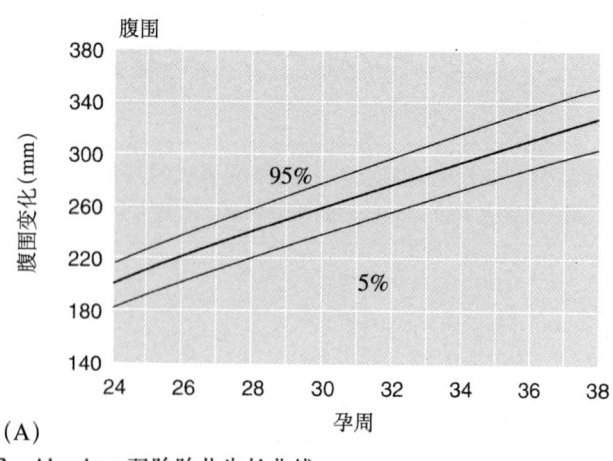

图5.12 Aberdeen双胎胎儿生长曲线。

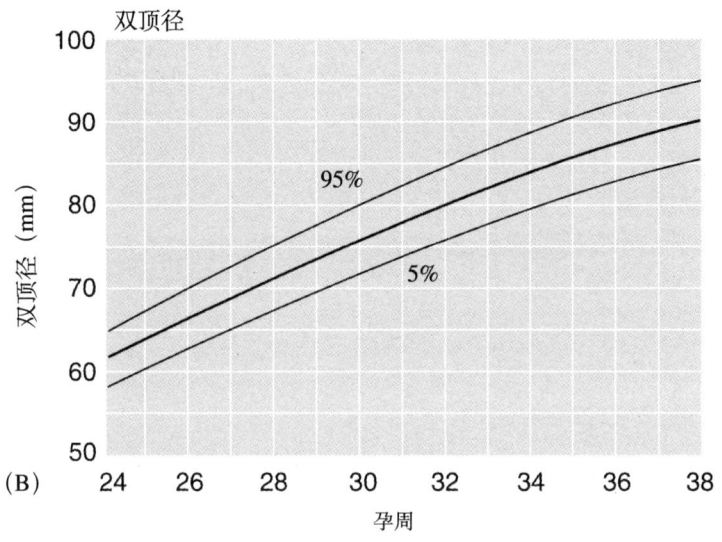

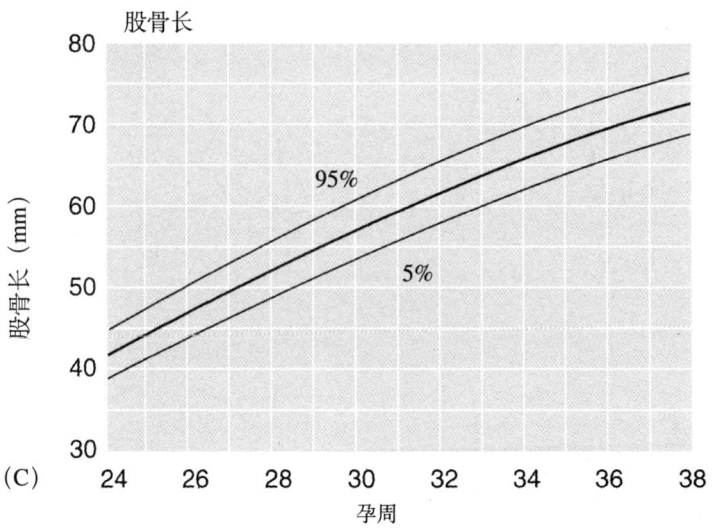

图 5.12　Aberdeen 双胎胎儿生长曲线（续）。

分比来定义的。出生体重相差25%或以上，那么体重小的新生儿的围生期病死率和病残率增加。一旦诊断发育不一致，就需要严密监护。在双绒毛膜囊双胎中，这是双胎之一生长受限的结果；在单绒毛膜囊双胎中，可能是由于双胎输血综合征所致，可能伴随出现羊水过多/过少。

生长监测的频率取决于科室的资源配置，但单绒毛膜囊双胎需要更严密的监测，建议从妊娠20周起，每2周一次；而对于双绒毛膜囊双胎，只要无胎儿不良预后的证据，在24、28、32、35和37周做系列监测即可。

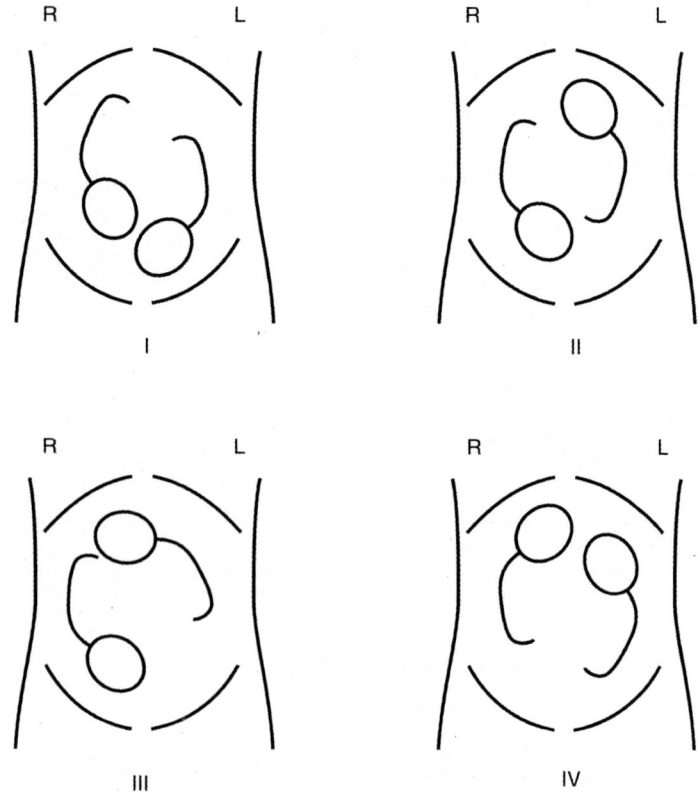

图5.13 双胎妊娠两个胎儿的胎方位和彼此关系。

典型病例（图5.14）

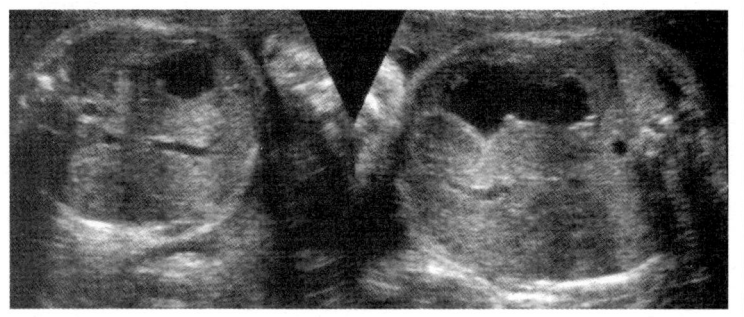

图中为妊娠34周双绒毛膜囊双胎的腹围图像,显示发育不一致。胎儿1的腹围为231mm,胎儿2的为287mm。妊娠30周首次发现生长不一致后即开始严密监测。胎心率、多普勒血流及两个胎儿的羊水量均正常。决定何时分娩较困难,要权衡早产的风险和胎死宫内的风险。35周时剖宫产分娩。胎儿1为一男婴,重1.7kg;胎儿2为一女婴,重2.5kg。均转入儿科监护病房观察,预后很好。双胎生长不一致的比例为32%（$[2.5 - 1.7] \div 2.5 \times 100$）。

双胎胎儿生长的超声检查要点

确定双胎的胎方位和彼此关系。确认胎心搏动。
分别测量和记录每个胎儿的参数。
报告测量结果,绘图描述两个胎儿的情况。

记忆要点

1. 腹围是评价生长最有价值的参数。
2. 双胎腹围每周平均增长10mm。
3. 双胎腹围相差20mm以上提示双胎生长发育不一致。

第 6 章
有创检查

6.1	技术	154
6.2	羊水穿刺	156
6.3	绒毛活检	161
6.4	胎儿脐血穿刺	164
6.5	胎儿心内注射	166
6.6	其他操作	169

6.1 技术

应以规范的操作程序在超声引导下进行有创操作。穿刺针尖在到达目的部位的路径上需要持续超声监测。通过超声监测,能够确保穿刺针安全,避免针尖对母体或胎儿造成不必要的损伤。过去由于不知道针尖的真实位置,盲穿的失败率很高,这在现代临床实践中已弃用。超声引导有两种方法:

1. 穿刺架引导下穿刺。在探头上安装一个穿刺架,在屏幕上显示引导轨迹(一条或两条线)。每隔一定距离有一个计量标记,以便测量针头穿刺进入的深度(图6.1)。做羊水穿刺时,这项技术很有帮助。为了缩小靶目标需要精细调整穿刺针,但随着针头的固定,可调节的空间很小。有些操作者用这项技术找到目的范围,然后将穿刺针游离于探头以便能够灵活操作。

2. 游离穿刺技术。该技术无穿刺架的约束,可以灵活移动穿刺针。为双手操作技术,需要两手的协调,以确保穿刺针与探头平行,可以看到针的长度和针尖。

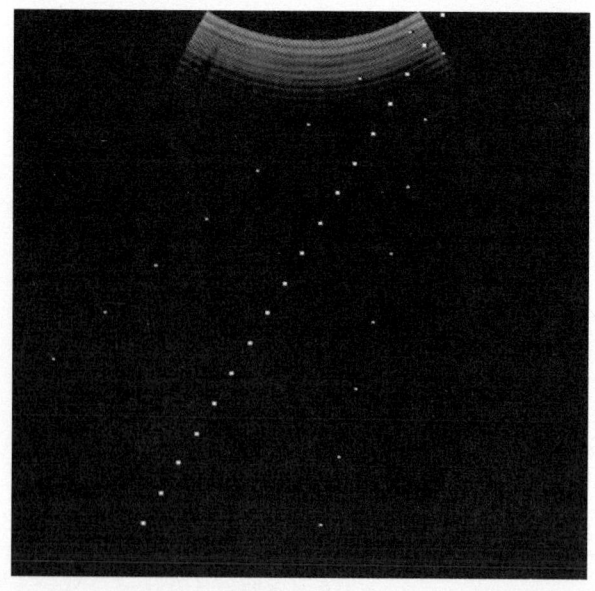

图6.1 具有间距为1cm的深度计量标记的穿刺指导线。穿刺针沿着中线进入。

6.1 技术

在屏幕上找到穿刺点和目标，设定穿刺针的路径。难点是要找到穿刺针进入的准确角度，先在可视下操作，并调整穿刺针的方向。根据穿刺目标调整局部穿刺针的方向和路径。将穿刺针置于距探头 1～2cm 的位置，在屏幕上监视它的进入路径。具有扇形声束的曲线型探头最佳。当穿刺针与声束成直角时，可以看到穿刺针。移动探头远离穿刺点，以达到最佳监视（图 6.2）。

在实际操作过程中，有一个学习过程，最好先在充满液体的塑料模型上练习。最初的 5～10 次羊水穿刺应该在经验丰富的操作者指导下进行，直到他对你的技术满意，你取得自信。如感觉困难，应该一直有人帮助。成功完成 30 次羊水穿刺后，你可以完全胜任，并应该每年操作30次以上来保持你的技术。要想达到下面描述的一系列过程，需要不断积累经验，且与目标大小以及活动性相关。

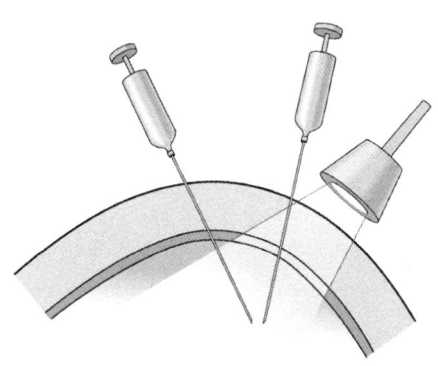

图6.2 游离穿刺技术中监视穿刺针。靠近探头以60°穿刺进针，或稍远些，与声束成直角进针。

6.2 羊水穿刺

实施羊水穿刺有若干指征（表6.1），最常见的是明确胎儿染色体核型，尤其是高龄产妇排除唐氏综合征。一些单一的基因异常由羊水诊断最佳，但目前多取绒毛诊断。为确定孕晚期Rh自体免疫的严重程度，羊水中胆红素光吸收值测定已经被大脑中动脉多普勒监测所代替。在羊水过多引起压迫症状的患者，穿刺放羊水可以缓解症状，延长孕周。由于超声检查的进步，现在已经很少用检测羊水中AFP和乙酰胆碱酯酶的浓度来提高诊断神经管畸形及腹壁裂的敏感性。同样，由于早期超声可确定准确的孕周、新生儿监护的进步和皮质激素的广泛应用，用卵磷脂/鞘磷脂比值来评价胎肺成熟也已经不再使用了。

1. 告知患者具体程序、流产的风险（0.5%～1%）、结果报告时间和培养失败的风险（1%）。羊水穿刺的整个过程要在超声引导直视下，将穿刺针刺入羊膜腔。
2. 行超声检查明确孕周、活胎和胎儿的解剖结构。通常于妊娠16周进行选择性羊水穿刺以明确染色体核型。14周前行羊水穿刺，流产的几率较高。这是由于早孕期自然流产率较高，与羊水穿刺相关的流产率轻度升高。当在孕周较早时进行羊穿，培养失败率和胎儿畸形足发生率也较高。
3. 明确胎盘位置，评价羊水量，寻找适合的最深羊水池。最好能够避开胎盘，靠近中线。穿刺太靠近边缘可能会损伤子宫血管或肠管。腹壁下血管垂直走行于腹直肌鞘之后，髂前上棘和脐

表6.1 羊水穿刺的指征

染色体分析	很少需要
某些单基因病	
PCR检测病毒感染（如红细胞病毒属，巨细胞病毒）	－甲胎蛋白 －乙酰胆碱酯酶
羊膜减量	
羊膜腔内灌注	

6.2 羊水穿刺

之间连线的中点是腹壁下血管走行的体表标志。与穿刺相关的损伤很罕见，无需考虑这方面的咨询。

4. 必须无菌操作。腹部皮肤需用氯己定消毒，使用无菌介质和无菌探头套。使用类似于会阴孔巾的无菌单可加强无菌效果（图 6.3）。

5. 重复超声检查穿刺位置，放置好探头。确认左右定向是准确的。将探头标定于一端或仅通过用手指按压腹壁的穿刺点同时超声下定位。

6. 直视下，插入 90mm 长的 22G 针（图 6.4）。这种针的孔径很小，不需要局麻。抽走针芯，用 10ml 的注射器抽吸。最初的 1~2ml 通常废弃，因为可能会有母体细胞污染。染色体分析需 15~20ml 即可。如果做早期的羊水穿刺，经验做法是取的羊水量与孕周相符合，14 周则取 14ml。

7. 正确标记样本，立即送至实验室。

8. 如果患者是 Rh 阴性血，给予抗 -D 抗体 250IU。

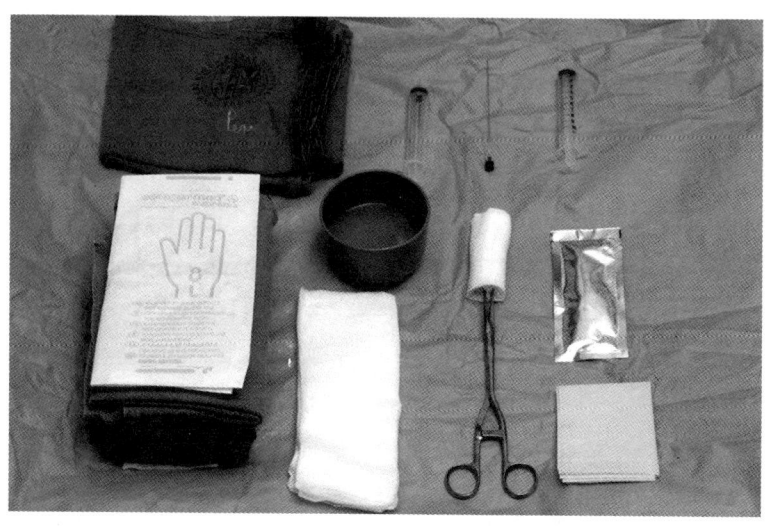

图 6.3 羊水穿刺的无菌器械。

第6章 有创检查

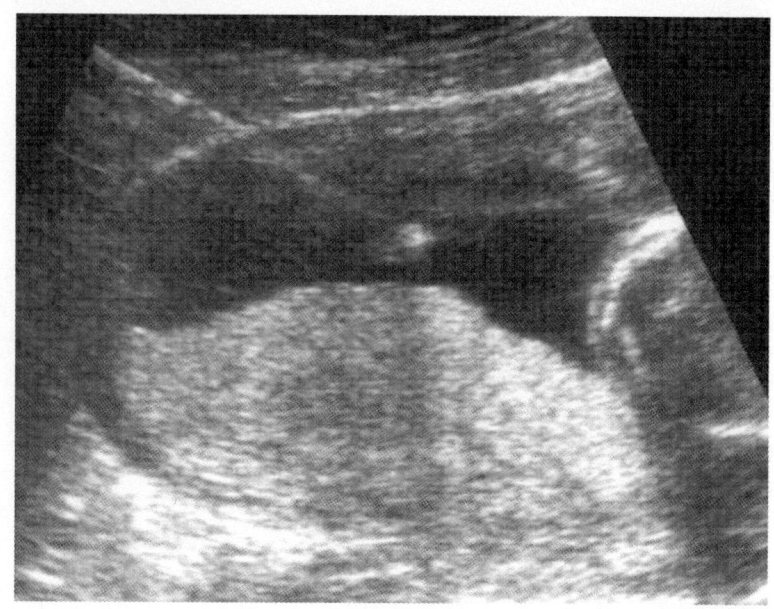

图 6.4 羊水穿刺——超声直视下 22G 针。在最大羊水池进针，避开胎盘、脐带和胎儿。

问题

1. 肥胖患者。正常 90mm 的针可能太短了。通过在屏幕上测量从探头边缘至羊水池中央的距离，估计深度。可以使用 125mm 和 180mm 的针。有时由于皮下脂肪的干扰，很难看到针的影像。

2. 前壁胎盘。如果胎盘无法避开，必须穿过胎盘穿刺。这时要避开脐带，不要太靠近边缘。对于技术熟练的操作人员，穿刺失败的几率相似，样本被血液污染的几率略升高。

3. 血液污染样本。当穿刺针穿过胎盘穿刺，或更为常见的，既往有明显来源于胎盘的阴道出血时，血液会进入羊膜腔，样本会有血液污染。

4. 穿刺失败。如果尝试两次都失败，则让其他医师来穿刺，最好是在 1 周以后。检查穿刺针位置。针可能已经到达子宫后壁或胎儿，或者可能无意中已经将针回抽。如果穿刺针在正确的位置，但还是没有羊水，最有可能的是羊膜覆盖针眼（图 6.5）。再放入针芯，旋转针头。如果仍然失败，将穿刺针再向子宫后壁方向深入一些可能会有帮助。如果仍然失败，放弃穿刺，1 周后再进行。

5. 双胞胎。穿刺之前,需要在病历记录上画出每个胎儿的位置、分隔羊膜和胎盘相对于母体腹壁的位置。这样可以明确哪个胎儿在下面(胎儿1)或在上面(胎儿2),左侧或右侧(图6.6)。标记好样本试管,确认将正确的样本放入正确的试管内。通常是从两个囊内分别做羊水穿刺。一些操作者将靛胭脂注入第一个羊膜囊,以确保不会重复穿刺。禁止使用甲基蓝,因为与小肠闭锁相关。但是,通常详细的绘图描述即可。有些人采用一针穿刺,从一个囊进针,然后将针穿过分隔。这样可能导致羊膜囊的破裂,有羊水交叉感染的危险。

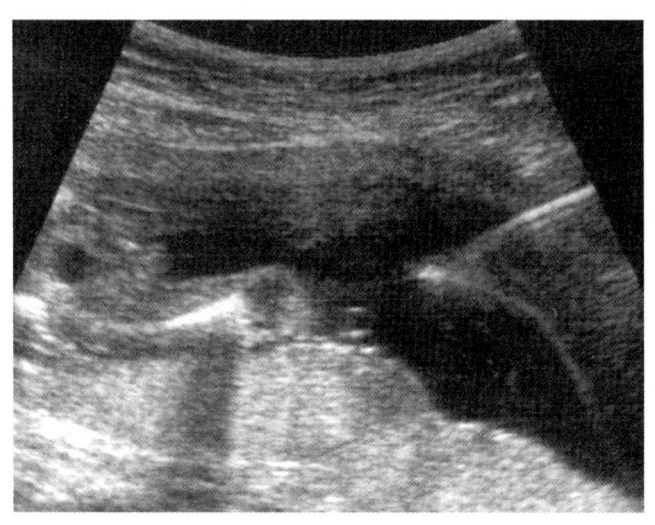

图6.5 可见羊膜覆盖针头。将穿刺针进一步快速插入,穿刺进入羊膜腔。

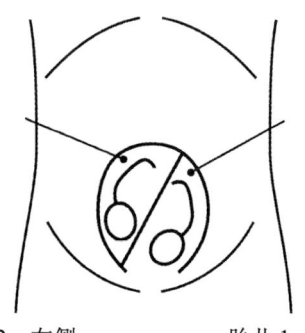

胎儿2,右侧　　　　　胎儿1,左侧

图6.6 双胎妊娠羊水穿刺图显示穿刺位置,标记确认每个胎儿。

第6章 有创检查

羊水穿刺注意事项

告知患者手术程序、流产率、培养时间、报告时间
超声检查孕周、胎盘位置、最大羊水池定位
无菌操作
22G 穿刺针
妊娠 15 周时抽取 15～20ml 的羊水
准确标记样本
Rh 阴性血患者给予 250IU 抗-D

记忆要点

1. 超声定位。
2. 在充满液体的模型中练习。
3. 为了熟练掌握,需要在别人的指导下进行 30 次操作。
4. 流产率 0.5%～1%。
5. 培养失败率 1%。

典型病例(图 6.7)

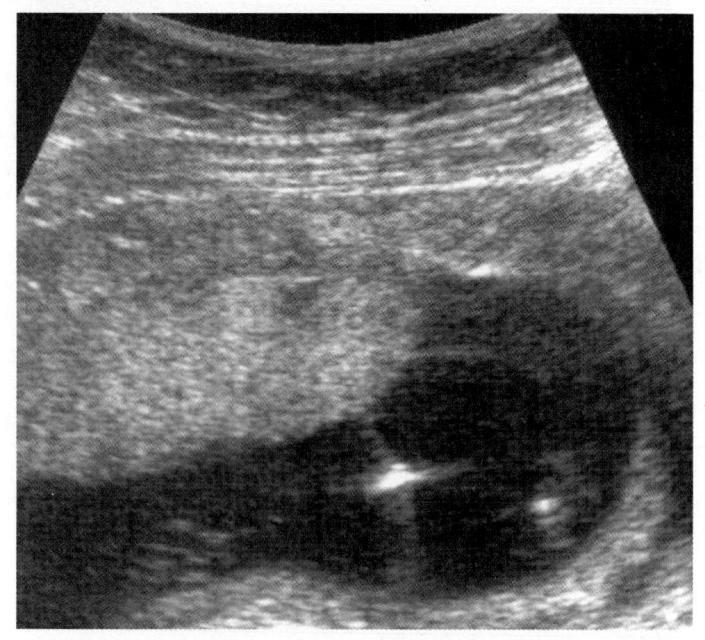

穿刺针错误的通过胎盘的边缘。最好是从对侧进针,以避开胎盘。但该病例羊水未被血液污染,未导致合并症。

6.3 绒毛活检

作为早孕期明确染色体核型的方法，绒毛活检（chorion villus sampling，CVS）在20世纪80年代中期引入产科临床。相对于中孕期的羊水穿刺，它的优点是早期诊断。对于异常妊娠，医师对早期人工流产较有胎动以后的中期引产术更有经验。在80年代末这项技术的使用达到高峰。但是由于与胎盘嵌合相关的假阳性结果（1%），相对于羊水穿刺的流产率（0.5%~1%），它的流产率（2%）轻度升高；媒体对其与肢体畸形潜在相关的关注以及早期羊水穿刺和生化筛查的引入，降低了绒毛活检的需求。皇家妇产科学院推荐，为避免肢体畸形的潜在风险，绒毛活检仅在妊娠10周后进行，该技术经证实比早期羊水穿刺更安全。

在最近5年内，绒毛活检的需求再度增加。这是由于颈项透明带、早期生化筛查和用聚合酶链反应（polymerase chain reaction，PCR）可48小时内检出三体等方法的出现。而且，技术熟练医师实施操作的流产率低于以往的报道（现在为1%），比早期羊水穿刺安全，与晚期羊水穿刺类似。

除了核型分析，这项检查还用于发现某些单一的基因异常（表6.2）。

表6.2 绒毛活检的指征

单基因异常	染色体检查
－囊性纤维化	－母亲年龄因素
－ huntington 病	－颈部透明层增厚
－肌营养不良	－父母的染色体异位
－镰刀形红细胞贫血病	
－地中海贫血	
－血友病	
－代谢性疾病	

早孕期绒毛表现为同源性，环绕于羊膜囊周围，在妊娠10周时分化为叶状绒毛膜和平滑绒毛膜。以后叶状绒毛膜发育为胎盘（图4.3）。如果叶状绒毛膜位于宫底部，则经腹取样更易得到；如果位置低，靠后，则经宫颈取样。经腹穿刺更常用，因为流产率较低，但

需要非常熟练地掌握该技术。

1. 首先,通过测定头臀长(crown-rump length,CRL)明确孕周并确定胎儿存活。

2. 检查叶状绒毛膜的位置,确定进针路径。探头最好位于子宫长轴平面,位置居中。膀胱稍充盈是有帮助的,但不要过度充盈,对检查不利。

3. 如果选择经腹途径,像羊水穿刺一样,同样需要无菌操作。使用18/21G针的组合。许多医疗中心仅使用一种针,但是有时样本过小,还需要再次穿刺。吸取1%的利多卡因10ml,放好探头,用细针在皮内注射1ml作为局麻。换用一根稍大的针,在超声指导下,将剩余的局麻药注射入腹直肌鞘、腹膜表面和子宫肌层。换用18G针沿同一路径进入。有时如果皮肤很韧,就需要施以很大的压力。超声图像追踪穿刺针,同时目标位置也应在视野范围内。穿过子宫壁时,应快速、有力,否则子宫会向后运动,目标位置离开视野。当针进入绒毛层,会感觉到阻力消失。取走针芯,插入带有20ml注射器的21G针。完全插入后,21G针还长出2cm,必须超声监测穿刺针穿入绒毛。内外移动2cm,吸出物附着于注射器上。活检吸出器可以辅助抽吸。将样本转移至无菌培养基内。通常至少需要抽吸4次才能得到足够的组织,有时因实验的需要还需要抽吸更多次。

4. 如果经腹穿刺不能获得绒毛,可以1周后重复穿刺或者选择经宫颈穿刺活检。经宫颈活检时,腹部超声更容易辅助检查。消毒会阴皮肤,放入窥器暴露宫颈。行宫颈拭子培养,然后用Savlon消毒。当子宫为前位、绒毛位于后壁时,通常在直视下径直插入套管。附带一个20ml的注射器,抽吸并内外轻柔的移动套管1~2cm,2~3次。最后一次时,保持抽吸的状态完全取出套管,将标本注入培养基中。你可能希望预先放置一些培养基在注射器内。如果位置正确,插入一次套管即可。

5. 如果为Rh阴性,给予抗-D抗体250IU。

6.3 绒毛活检

绒毛活检注意事项

患者知情同意
确认胎儿存活、核对孕周
明确叶状绒毛膜位置
直视进针路径
用 18/21G 针的组合
检查 Rh 血型，如果如果为 Rh 阴性，给予 250IU 抗-D 抗体

记忆要点

1. 妊娠 10 周后进行。
2. 流产率 1%~2%。
3. 嵌合率 1%（滋养层细胞核型与真实核型不一致）。
4. 培养失败率 1%。

典型病例（图 6.8）

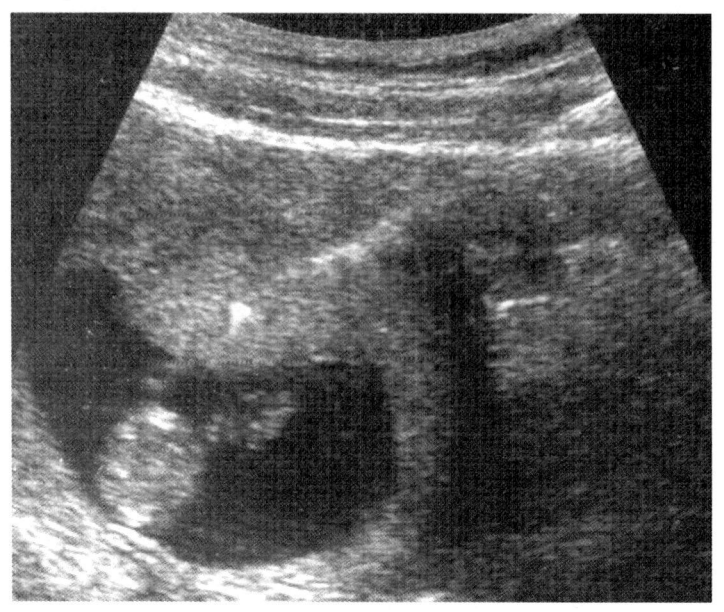

妊娠 11 周经腹绒毛活检行基因检查以除外 Menkes 综合征。母亲是这种罕见的 X 连锁铜代谢异常的基因携带者。采用 18/22G 组合针，针尖在叶状绒毛膜中可以见到。胎儿核型为 46XY，X 染色体未携带致病基因。妊娠继续，之后无合并症发生。

6.4 胎儿脐血穿刺

胎儿脐血穿刺也是于20世纪80年代中期引入产科临床的,几乎在一夜之间取代了胎儿镜。主要作用为:在晚期发现胎儿异常或胎儿宫内生长受限时进行快速胎儿核型分析;诊断胎儿基因异常;Rh阴性或其他血型不合时进行宫内血管内输血;诊断宫内感染。由于核型分子遗传学技术的进步和PCR技术对羊水样本感染的快速诊断,脐血穿刺的指征减少了。目前大多数基因异常可以通过绒毛诊断。脐静脉穿刺评价胎儿血循环主要用于确定血细胞比容和胎儿贫血程度,必要时输血。最早在妊娠18周行脐静脉穿刺,随着血管的增粗,操作明显变得更容易。

1. 预先进行超声检查评价胎儿,特别是检查胎盘和脐带附着部位。彩超多普勒可能会有帮助,但分辨率低,在确定穿刺部位时作用有限。在脐带附着于胎盘1cm的位置穿刺脐静脉,经胎盘穿刺是最容易的。其他穿刺部位有游离的脐带、脐带植入部位、脐静脉的肝内部分或胎儿心脏。

2. 无菌操作。超声直视下将局麻针对准目标位置。注射1%的利多卡因5ml至腹直肌鞘、腹膜和子宫浆膜层。采用游离技术,用20G针沿同一方向进针,对准目标血管。穿透宫壁时动作要迅速,方向要明确。

3. 让助手取走针芯,看管腔内是否有血液流出。接一个注射器,抽取血样。如无血液流出,超声检查针尖的位置。旋转针头可能会有帮助,同时用注射器抽吸。如果仍然失败,轻轻地前后移动可能会有帮助。

4. 通过注射1ml生理盐水观察屏幕上有无液体涌动来证实针头是否到达正确血管内,或者通过实验室测定平均红细胞容积或Kleihauer实验来证实。

5. 如果为Rh阴性血型、无抗体,则给予250IU抗-D抗体。

6.4 胎儿脐血穿刺

表6.3 胎儿脐血穿刺的指征

血型不合
无法解释的积水
同种免疫性血小板减少症

胎儿脐血穿刺注意事项

胎盘、脐带附着处
彩色多普勒血流
直视穿刺部位
20G 针
确认为胎儿血
检查 Rh 血型，如果为 Rh 阴性，给予 250IU 抗-D 抗体

记忆要点

1. 脐血穿刺最早在妊娠 18 周。
2. 主要指征为胎儿贫血。

6.5 胎儿心内注射

妊娠晚期胎儿异常终止妊娠

当妊娠20周后需要终止妊娠时，基于对胎儿、母亲和医师的人道主义考虑，胎儿分娩前死亡相对较好。胎儿心内注射氯化钾（KCl）能达到这个目的。此过程称作杀胎，与脐血穿刺相似，由于心脏结构较大，操作相对容易。

1. 给母亲和胎儿镇静药。有不同的用药方法：劳拉西泮4mg，手术前两小时口服，吗啡5mg和丙氯拉嗪12.5mg肌内注射也有效。
2. 吸取10ml 10%的KCl，切记要与局麻药分开放置。
3. 按照脐血穿刺的步骤进行。局部麻醉，向胎儿心脏插入20G针。如果胎儿腹部朝前则很容易。一旦针头靠近胎儿，应迅速进针。
4. 回抽胎儿血以确认针尖在正确的位置。可能同时会做染色体检查或其他进一步的检查。
5. 注射10% KCl 4～6ml，如果针的位置正确，心肌收缩会立即停止。
6. 5分钟后再进行超声检查，确认终末心动过缓或心跳停止。1～2小时后再检查一次。

胎儿心内注射注意事项
给予镇静剂
20G针
确认为胎儿血
4～10ml 10%KCl
检查终末心动过缓
1～2小时后确认心脏停止跳动

记忆要点
1．注射KCl前要确认针头在胎儿循环的正确位置。 2．这不是一个愉快的过程，但可以减轻母亲和孩子的痛苦。

多胎减胎术

经腹胎心内注射KCl也可用于多胎妊娠减胎术。目的是为了降低与多胎妊娠相关的早产风险。三胞胎分娩的平均孕周为33周,围生期死亡率为80%,新生儿致残风险为80%,神经系统发育障碍的风险为10%。减至两胎会改善预后,但是增加流产的风险:3减至2流产率为4%;4减至2为8%;5减至2为12%,流产几率与最初及最后的胎儿数目相关。随着经验增加,成功率也在提高。最理想的时间为10～11周,此时胎儿已经可以确认存活。如果此后进行减胎,流产率或早产率会增加。因此,如果双胎之一诊断为致死性畸形,最好不要进行选择性减胎术,因为减胎术导致早产的风险更大。

1. 首先,定位胎儿们的位置,检查数目,确认其存活。测量每个胎儿的头臀长,全面检查有无畸形,明确绒毛膜囊情况(见第2章)。如果两个胎儿共享一个绒毛膜囊(单绒毛膜囊),不能只选择一个胎儿。

2. 确定哪个胎儿更容易减胎成功。如果可能,尽量避免位置低的胎囊。

3. 绘图表示每个胎囊相对于母体腹壁的位置,选择要实施减胎的胎囊。

4. 如前述进行超声指导下的穿刺,用20G或22G针,向胎儿胸部穿刺。针尖不需要穿透心脏。注射1～2ml 10% KCl通常可以在几秒钟内导致心跳停止。

5. 穿刺针在此位置维持几分钟,再次确认心跳停止。

6. 第2天再行超声检查确认胎儿死亡。

7. 如果减胎多个胎儿,尽管有时一个胎儿正位于另一胎儿下方,通常也需要分别穿刺。

第6章 有创检查

多胎减胎术注意事项

胎儿数目、是否存活、头臀长、绒毛膜囊
绘图表示胎儿位置
选择最易实施操作的胎儿
再次检查绒毛膜囊
20G 或 22G 针
胎儿胸部
1~2ml 10% KCl
第2天再次检查
检查 Rh 血型，如果为 Rh 阴性，给予 250IU 抗-D 抗体

记忆要点

1. 适宜时间为 10~11 周。
2. 如果两个胎儿共用一个绒毛膜囊，不适合减胎。
3. 此方法降低了早产的风险。
4. 三胎减为两胎流产率为 4%。
5. 随着经验增加，成功率也在提高。

6.6 其他操作

其他操作包括：

1. 胎儿尿液取样。少数情况下，当有尿路梗阻和进行性羊水过少时，可能需要从胎儿膀胱内抽取尿液测定 Na^+ 和 Cl^- 的含量。如果正常（Na^+<100mEq/L；Cl^-<90mEq/L），可以考虑置入膀胱-羊膜腔分流器。目前尚无大样本的长期随访研究结果。
2. 羊膜腔灌注。当羊水过少时向羊膜腔内灌注液体用以明确病因。现在已很少使用。
3. 羊水引流术。为缓解羊水过多的症状，每隔10天左右抽一次羊水可以起到一定的作用。此技术也用于双胎输血综合征的处理。可能会降低早产的风险。
4. 腹膜腔内注射。可以辅助诊断肾发育不良或鉴别膈疝与先天性肺囊性腺瘤样畸形。
5. 分流。是指插入导管，长期分流扩张的膀胱或肺囊性病变。
6. 激光离断术。用于单绒毛膜囊双胎时离断相交通的血管。

第6章 有创检查

典型病例（图6.9A、B）

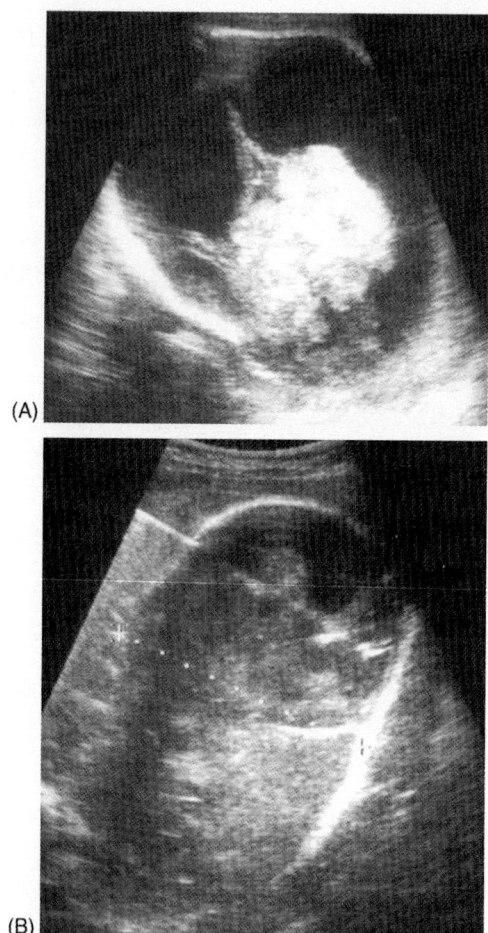

(A)

(B)

　　胎儿脑积水使胎头增大，双顶径为13cm，脑穿通性囊肿非常明显（A）。该胎儿的预后差。穿刺减压、缩小胎头后，可能能够安全地阴道分娩（B）。

第二部分
妇科学

7 如何做妇科超声检查	173
8 子宫	185
9 卵巢	205
10 超声在不孕症中的应用	221

第7章
如何做妇科超声检查

7.1 患者和检查者的准备	174
7.2 经腹部超声检查	176
7.3 经阴道超声检查	179
7.4 结果报告	183

7.1 患者和检查者的准备

由于妇科超声检查经常需要经阴道探查，因此注意是否可以进行此项操作十分重要。在阴道超声检查前，应向患者说明检查过程的细节。询问患者是否愿意进行检查并得到口头同意后再进行操作。最好有检查者和患者以外的女伴在场，她可以给予患者支持，并可作为所发生事件的证人。应有便利设施方便患者保护隐私并在检查过程中保持舒适。患者需要指导和帮助，尤其是年老的患者。应该有长袍或布单遮盖来保护患者，并且不宜让患者暴露时间太长。操作应在私密的空间进行，最好房间可以上锁以避免被意外打扰。

医师应始终保持庄严的职业态度，避免碰触患者体表的一些标记，如晒黑处、文身或穿孔处。应称呼患者的名字，避免使用"亲爱的"等亲昵的字眼。检查应熟练而轻柔。应警惕操作过程中患者出现的不适和疼痛。向患者解释你将要进行的操作及屏幕上将看到的内容。如果患者感到不舒服，应征求其意见是否暂停或终止操作。

检查要点
解释说明操作过程
口头同意
女伴在场
安全而舒适的环境
保持职业态度
操作熟练轻柔

应该了解超声检查的适应证，并且必须了解患者相关的临床资料。如果由其他医师提出申请，应该同时提供详细的资料。并与患者核实这些资料。重点包括患者的年龄、月经史、末次月经、有无腹痛或骨盆痛、有无药物尤其是激素治疗、既往妇科病史。下表会很有帮助。

患者有可能做过妇科检查，应查看其检查报告。必须了解盆腔

7.1 患者和检查者的准备

妇科病史要点
主诉
月经史、末次月经时间
月经周期(持续时间、规律性、间隔周期、月经量——正常、少、多)
阴道不规则出血(月经间期、同房后、绝经后)
疼痛(痛经、性交痛、腹痛)
阴道分泌物
避孕方法
激素治疗(辅助生育、激素替代、孕激素、他莫昔芬)
既往妇科疾病和手术情况
妊娠史

内脏器的基础解剖结构(图7.1)。联合经腹部及经阴道超声,可以看到膀胱、子宫及卵巢。如果可疑下腹部或盆腔包块,最好先行经腹部超声。经阴道超声的深度范围在8~10cm,在这个范围之外的结构则看不到。如果子宫或卵巢囊肿明显增大超出盆腔,经阴道超声则不能显示。此时应该行经腹部超声。

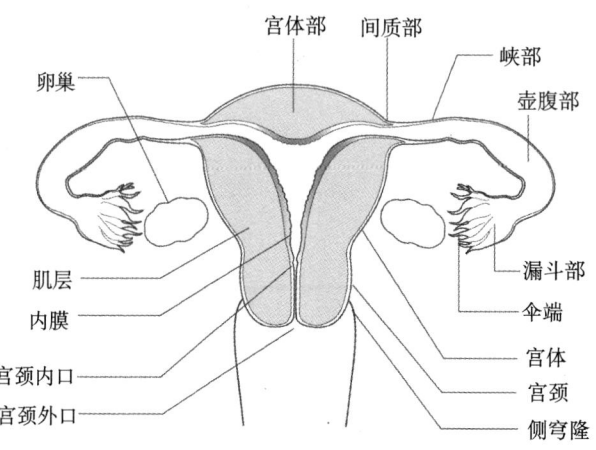

图7.1 盆腔器官的解剖。

7.2 经腹部超声检查

经腹部超声扫描时,膀胱一定要充盈。经阴道超声则不需要。充盈的膀胱可以提供一个声窗,透过它可以看清楚盆腔内的结构。有几种不同频率的经腹超声探头(图 1.2),其中 3.5MHz 的探头最常用。按以下步骤进行操作。

1. 核实超声扫描的适应证,取得患者的同意。嘱患者躺下,暴露下腹部。将手纸覆盖在暴露区域下方的衣服外面,并调整暴露部位,最低位于耻骨联合上。
2. 涂上耦合剂,将探头纵向置于耻骨联合上方,确定膀胱位置。透过膀胱可见盆腔器官。
3. 定位子宫。将子宫作为盆腔扫描的中心部位。如果患者已行子宫切除术,则将充盈的膀胱作为中心。
4. 测量子宫大小。女性在不同时期子宫大小会发生变化(见第 8 章)。有经验的超声医师能识别子宫大小是否正常。
5. 描述子宫位置:前位或后位(图 7.2A、图 8.3)。
6. 纵向移动探头扫描子宫肌层,并旋转探头横向扫描肌层(图7.2B)。注意回声增强区及钙化区,可能提示平滑肌瘤,这将在第8章进一步描述。

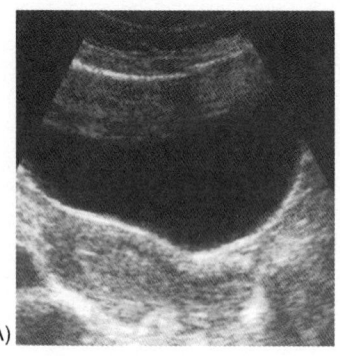
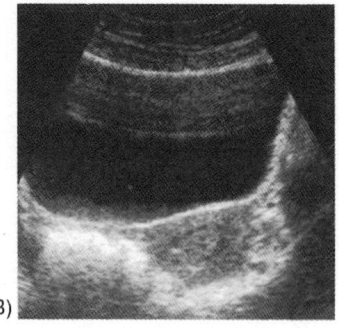

图 7.2 经腹部超声显示:A. 正常前位子宫及宫颈的矢状断面;B. 正常子宫的横断面。

7. 将探头纵向移向下方可看到宫颈位于子宫的低处。经阴道超声更易看见宫颈,可以检查有无宫颈息肉或肌瘤。

8. 在纵向平面上观察位于子宫中间的内膜效果最佳。内膜随激素水平不同或存在病理情况而有不同表现。当临床需要时应测量内膜厚度(见第8章)。

9. 在横断面上向两侧横向移动探头扫描附件,观察输卵管和卵巢,如果膀胱充盈良好则不需要大幅度移动(图7.3)。一般情况下看不到输卵管,除非有输卵管积液或积脓。生育年龄的妇女有卵泡,易观察到卵巢结构。卵巢常常位于中线至髂血管之间,但有很大范围的位置变异,从直肠子宫陷窝到盆壁都有可能。绝经后妇女常常不能观察到卵巢。如果对卵巢定位困难的话,试着移动探头,将子宫放在图像的中央,再去观察探头的两侧,可能会发现卵巢。卵巢会随着激素水平的变化或存在病理情况而有不同的表现,将在第9章进一步讨论。观察到卵巢后,记录其位置、外形和大小。经阴道超声更易观察卵巢。

10. 注意一些易犯的错误。例如,有人误把肠管当作卵巢或扩张的输卵管,这时可以将探头在其上放置几秒钟,若为肠管可观察到蠕动。如果探头旋转90°,输卵管可能呈"管样",似血管。如果有彩色多普勒超声,可观察到血管内有血液流动,从而得以鉴别。

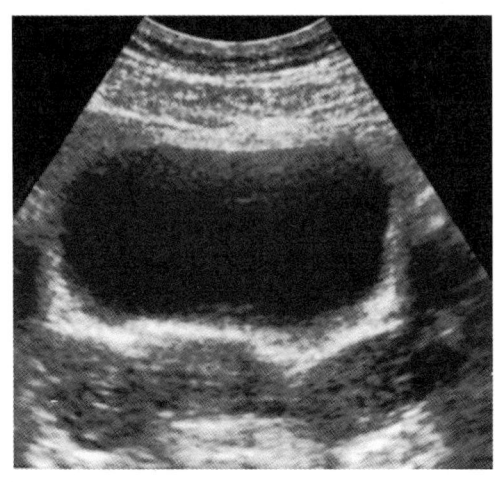

图7.3 经腹部超声显示子宫两侧的卵巢。

11. 后倾后屈子宫位于直肠子宫陷窝。如果腹腔无液体存在，则经腹部超声难以观察到。腹腔存在少量液体属正常现象，若有大量无回声区则应考虑腹水或血液。

　　除非有经阴道超声检查的禁忌证（见图7.3）或腹部超声已经获得了优质的图像，均应行经阴道超声检查。腹部超声和阴道超声两者间可互相补充。

7.3 经阴道超声检查

经阴道超声的优点是探头距离盆腔近，可以清楚地观察到盆腔器官。大多数经阴道超声探头为高频探头（5~7.5MHz），频率越高分辨力越好，但穿透力差。一般探测距离在10cm以内，10cm之外的结构无法显示。

调整探头方向和移动探头来定位子宫和卵巢

虽然经阴道超声可对盆腔组织结构进行更好的探查，但阴道内空间有限，探头的移动空间较小。右手握住探头，拇指放在上面。大多数探头的手柄上都有一个小凹来放置拇指，以利于探头的移动和定向。阴道探头可有多种移动方向，应该熟练掌握该技术。

1．滑动（图7.4A）

这是第一个动作，使探头进入阴道内。阴道的方向是向下向后的。探头随着滑动进入阴道，可以看到盆腔、子宫。滑动时，也常常需要小范围移动探头。

2．移动（图7.4B）

移动探头是在前后平面上的活动。当探头放入阴道内，轻柔地上下移动探头直到显示子宫。当子宫前倾前屈时，探头顶端常常停在阴道后穹隆（图7.2A）。轻轻上抬探头会使子宫显像。相反，若为后位子宫，探头自然位于阴道前穹隆，轻轻向下移动探头可观察到子宫。初学者常常不知道子宫的位置，需要结合滑动和移动来定位子宫。

3．摆动（图7.4C）

一旦定位和显示了子宫，下一步应该探查附件，这就需要摆动。摆动是指在水平面的活动。获得子宫横断面图像后，向右摆动探头可见右侧附件。有时仅此就可以观察到卵巢，但多数情况下需要旋转探头。

4. 旋转（图7.4D）

旋转是让探头做弧向运动。如果探头从矢状面旋转90°，则改为水平面。向右移动探头并向外旋转45°可看到髂血管。卵巢常常在血管内侧。生育年龄女性的卵巢包含许多卵泡，容易观察到。

一旦找到右侧卵巢，旋转探头至原位，并移向左侧可见左侧附件。以同样的方法移动和旋转探头，可看见左侧髂血管和左侧卵巢。由于乙状结肠干扰，左侧卵巢不易看见。卵巢的位置不是一成不变的，有可能低至直肠子宫陷窝或高至侧盆壁。绝经后妇女即使行经阴道超声也不易观察到卵巢。

经阴道超声探头活动要点
滑动——向后向下放入阴道内
移动——在前后平面上下活动
摆动——水平面上左右活动
旋转——弧向运动90°，从矢状面改为横断面

经阴道超声检查步骤

1. 了解病史和检查的适应证，注意有无禁忌证（见表7.1），向患者说明检查的情况并取得患者同意。将检查的步骤与内诊比较，让大多数患者能够了解检查的目的。

2. 嘱患者排空膀胱并脱去内裤（若有内置棉条应取出），盖上布单或长大衣。如果患者已切除子宫或绝经后，膀胱内应存留一些尿液，以有助于盆腔扫查。

3. 嘱患者躺下。可采取不同的姿势。患者可以躺下并用枕头垫高臀部使骨盆上移（图7.5A），也可以采取膀胱截石位（图7.5B）或臀部位于检查床的边缘，双足放在床尾的椅子上（图7.5C）。

表7.1 经阴道超声的禁忌证
幼女
处女
一些老年、绝经后妇女
巨大包块
性心理障碍

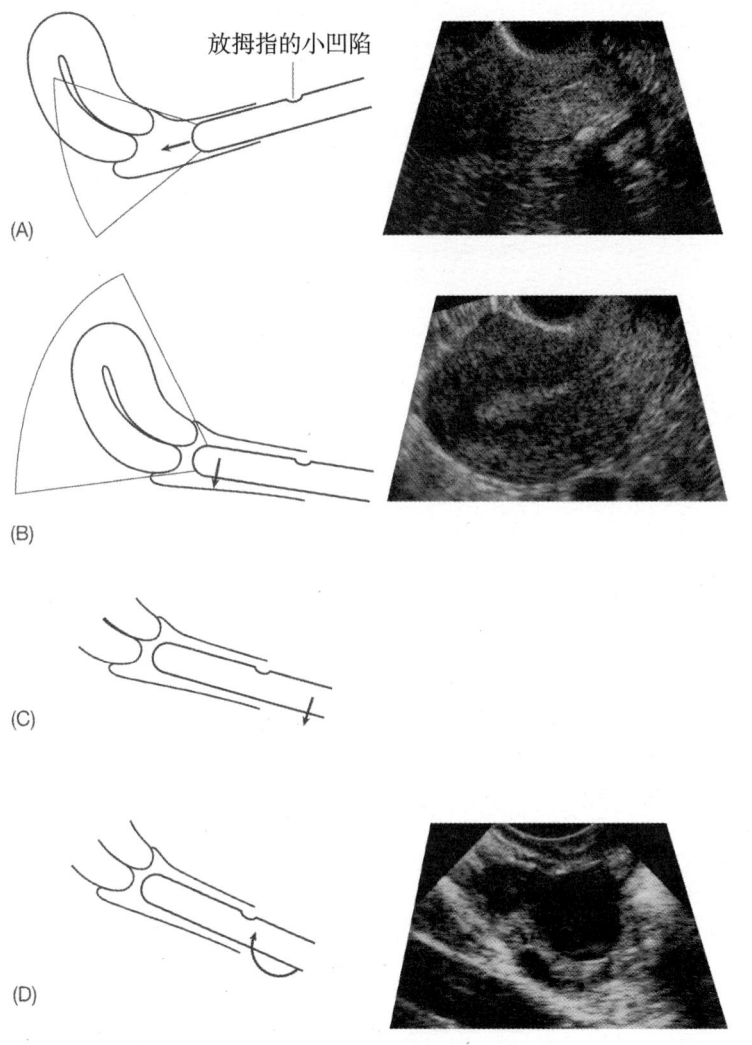

图 7.4 探头移动方向。A. 滑动,定位子宫。B. 移动,探查子宫全貌。C. 摆动,探查附件。D. 旋转,探查髂血管和卵巢。

4. 戴上一次性手套。探头顶端涂上耦合剂后套上避孕套。避孕套应紧贴探头避免"空气干扰"。然后再在外面涂上耦合剂。

5. 右手握住探头并告知患者要将它放入阴道内。用左手分开小阴唇。轻柔置入探头并记住阴道方向应为向后向下。如果左手帮助分开小阴唇后,应记住摘下手套,避免污染控制面板。

第7章 如何做妇科超声检查

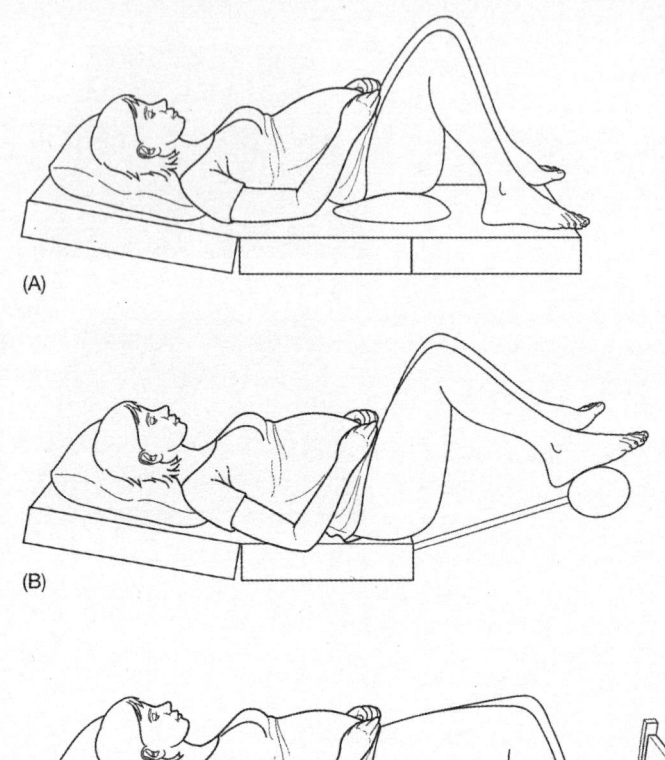

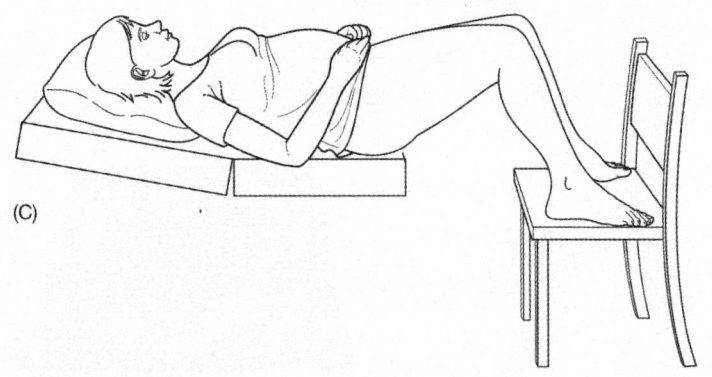

图 7.5 经阴道超声时患者的体位:A. 臀部下放置枕头;B. 膀胱截石位;C. 检查床尾放置椅子。

6. 扫描子宫和附件,如前所述。

7. 探头移动时应告知患者。检查结束应轻柔取出探头。

8. 帮助患者坐起。整个过程中应尊重患者。

7.4 结果报告

用标准化表格申请检查和报告检查结果可以用计算机进行管理,以方便核查,如表7.2所示。使用标准化表格申请检查的优点是不会忽略相关的临床细节。报告表设计简单,如果结果正常,只需选择相应的选项,但一定要留有空白处用来详细描述检查结果及某些少见的异常情况。

妇科超声检查要点
子宫大小、位置
肌层
宫颈
内膜
卵巢
其他的附件异常情况

记忆要点
1. 经腹超声和经阴道超声互为补充。
2. 经阴道超声探头频率较经腹超声探头频率高。
3. 经阴道超声探头扫描最大范围为 8~10cm。

第7章 如何做妇科超声检查

表7.2 妇科超声检查的申请表及报告表

产次　　　　　　　　末次月经

症状		临床情况	
右下腹疼痛	☐	不能行阴道检查	☐
左下腹疼痛	☐	正常	☐
下腹正中疼痛	☐	盆腔炎性疾病	☐
痛经	☐	肌瘤	☐
性交困难	☐	右附件包块	☐
绝经后出血	☐	左附件包块	☐
闭经	☐	可疑PCO	☐
月经量过少	☐	乳胶过敏	☐
月经量过多	☐		
月经间期出血	☐		

附加临床信息，如既往手术史：

申请医师　　　　　　　　　　　　　　　分级

报告

日期：

子宫		卵巢	右	左
正常	☐	正常	☐	☐
缺如	☐	缺如	☐	☐
肌瘤	☐	未显示	☐	☐
大小：cm × cm × cm		囊肿	☐	☐
内膜厚度　mm		大小：cm × cm × cm		
		游离液体：有/无		

其他：

异常描述（肌瘤、卵巢囊肿）：

签字：

第8章
子宫

8.1 月经周期子宫内膜的生理变化	186
8.2 正常子宫图像	187
8.3 正常子宫内膜图像	189
8.4 异常子宫内膜图像	192
8.5 异常子宫肌层图像	196
8.6 宫内节育器	200
8.7 宫颈	202

8.1 月经周期子宫内膜的生理变化

必须了解月经周期中子宫内膜的生理变化才能对超声检查结果做出正确判断(见图8.1)。月经周期平均为28天,月经第1天定为月经周期的第1天。在一个月经周期中卵巢和子宫内膜均发生周期性变化,卵巢在月经周期中的变化将在第9章讲述。

在月经周期的前半周期,在卵巢卵泡细胞分泌的雌激素影响下,子宫内膜增生、增厚,因此称之为卵泡期或增生期。在月经周期的后半周期,在黄体细胞分泌的雌、孕激素影响下,子宫内膜进一步增厚,呈海绵状,子宫内膜腺体扩张,分泌营养物,为受精卵的着床和营养做准备,称之为黄体期或分泌期。

如果卵子未受精,黄体就会退化,子宫内膜因雌、孕激素水平下降而失去支持,内膜脱落导致月经来潮。

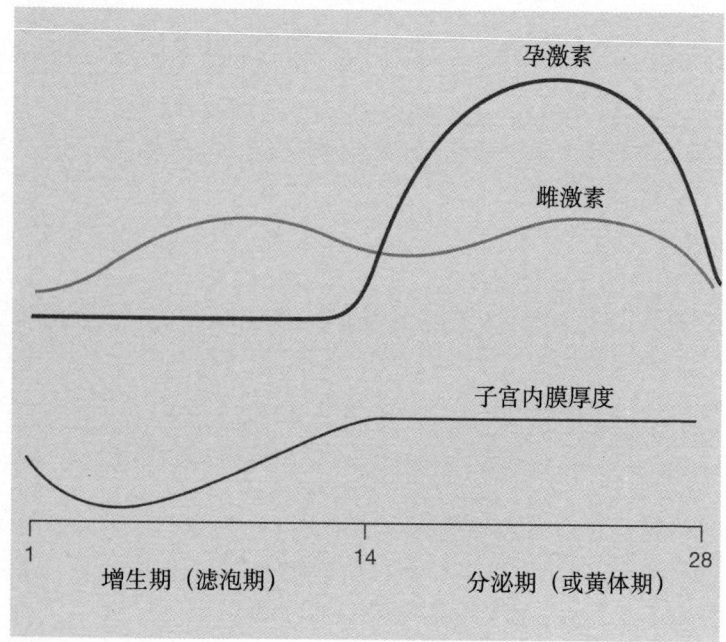

图8.1 月经周期中激素的变化和子宫内膜的生理变化。

8.2 正常子宫图像

在盆腔超声检查中，子宫是最主要的实性器官。子宫位于盆腔的中央，通常位于超声透射性强的膀胱之后，但在膀胱过度充盈时或病理情况下可能位于盆腔的一侧。子宫位于直肠的前方。当子宫向前倾斜时称为前倾位，向后倾斜时称为后倾位（见图 8.2）。

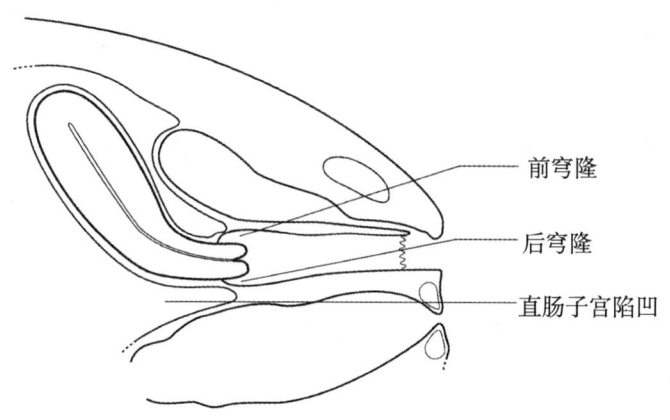

(A)

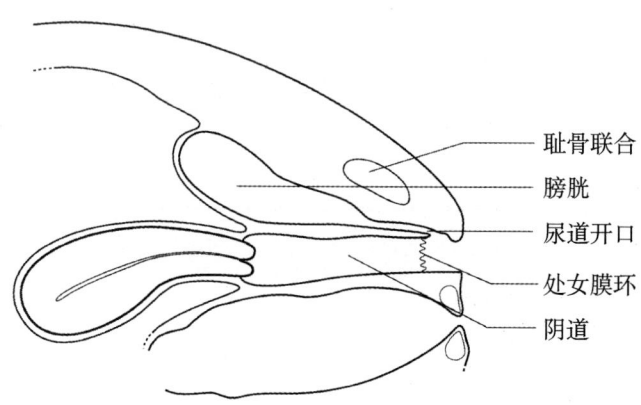

(B)

图 8.2 子宫的解剖学位置（A= 前倾；B= 后倾）。

第8章 子宫

正常育龄妇女从子宫颈外口至子宫底的长度为6～8cm，最宽5 cm，厚4 cm。经产妇的子宫各径线测量值要比上述正常值大1～2 cm，而青春期前和绝经后的女性其子宫各径线测量值要比上述正常值小1～2 cm。

子宫表面的浆膜属于脏层腹膜，覆盖其下方的子宫肌层。B超下子宫的轮廓是由浆膜层的反射图像决定的，子宫肌层有均一的低回声反射，而反射增强的线性回声即为子宫内膜，通过这些可以证实所观察到的图像为子宫。内膜线的方向能直接提示我们子宫的位置是前倾或是后倾（见图8.3）。

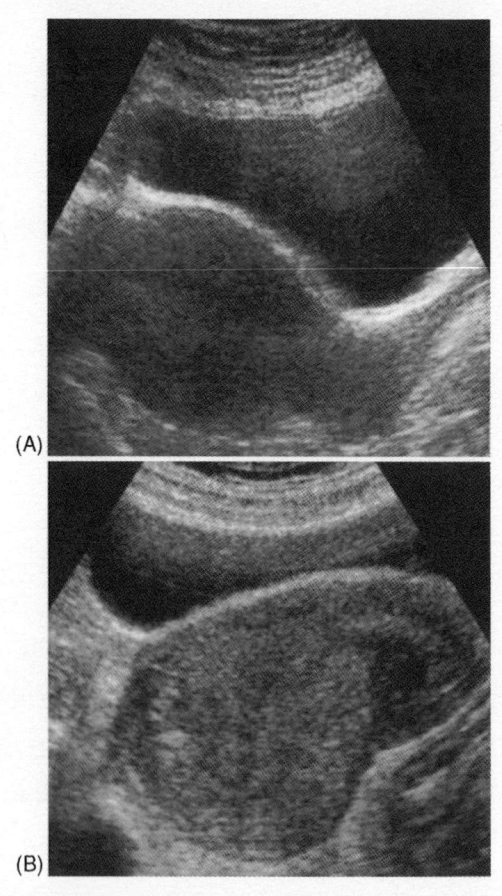

图8.3 超声图像判定子宫位置。A．前倾子宫；B．后倾子宫。

8.3 正常子宫内膜图像

子宫内膜很容易与子宫肌层区别，因为内膜的回声反射较强，而肌层的回声反射较弱（见图8.4），肌层回声反射较弱的解剖学基础不清。在排卵后和月经前二者的区别更显著。

随着阴道超声技术的出现，观察子宫内膜病理、生理变化成为可能，但首先需要掌握测量子宫内膜厚度的标准方法。

1. 核实超声检查的临床适应证、患者的月经史和末次月经时间。

2. 准备仪器、患者体位以及放置探头，如前所述（见第 7 章）。

3. 找到子宫的位置，辨别均质强回声的子宫内膜结构。

4. 转动探头，在矢状面上检测子宫内膜的前后层，通过观察强回声反射的内膜线来判断子宫内膜的界限。

5. 判断子宫内膜最大厚度。通过光标检测垂直于子宫腔长轴的内膜前后两层之间的厚度即为子宫内膜厚度。下图为检测包括前后两层的子宫内膜的厚度情况（见图8.4）。

6. 如果子宫内膜腔内有液体，则内膜的每层均应单独测量，两层相加即为内膜厚度（图8.5）。子宫内膜腔内有少量液体也属于正常情况，但如果有过多液体则可能是由于积血（子宫积血）（图8.6）或积脓（子宫积脓）所致。

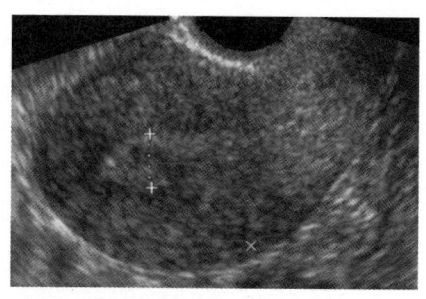

图 8.4 矢状面上的子宫内膜及子宫内膜厚度的检测。

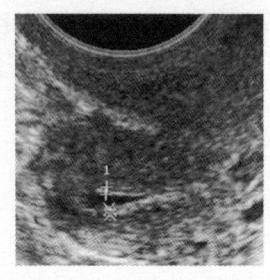

图8.5 矢状面上,子宫内膜腔内有液体时子宫内膜厚度的检测。上层内膜厚度为1mm,下层内膜厚度为0.7mm,子宫内膜厚度应为1.7mm。

典型病例(图8.6)

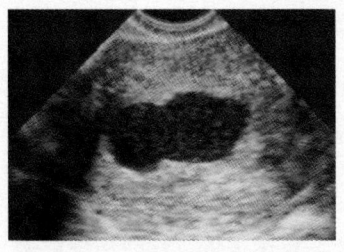

37岁女性,9个月前施行微波子宫内膜消融术,术后出现周期性下腹痛,很明显是由于术后发生宫颈管狭窄导致经血引流不畅而引起的周期性下腹痛。宫颈管扩张术可以迅速缓解腹痛症状。

在月经周期的不同时期,子宫内膜的厚度和影像均会有改变(图8.7)。在月经期后子宫腔线清晰可见而无内膜层,在增殖期,子宫内膜低回声,厚2~4mm,排卵后子宫内膜与肌层之间可见到低回声环,分泌期时子宫内膜增厚至5~6mm,甚至14mm也属于正常范围。在排卵期和月经期时亦可见到子宫内膜的液性回声。检测子宫内膜厚度并不是超声的常规检查项目,除非患者有临床指征(如绝经后子宫出血)。

绝经后子宫明显萎缩,子宫内膜明显变薄,几乎消失(图8.8)。对绝经后出血(postmenopausal bleeding,PMB)的患者,必须检测子宫内膜厚度。目前已证实,PMB患者子宫内膜越厚,患内膜癌的可能性就越大,其具体厚度值尚有争议,普遍认为如果患者未用外源性激素治疗,内膜厚度≥4mm应当行内膜活检术(见下文)。

8.3 正常子宫内膜图像

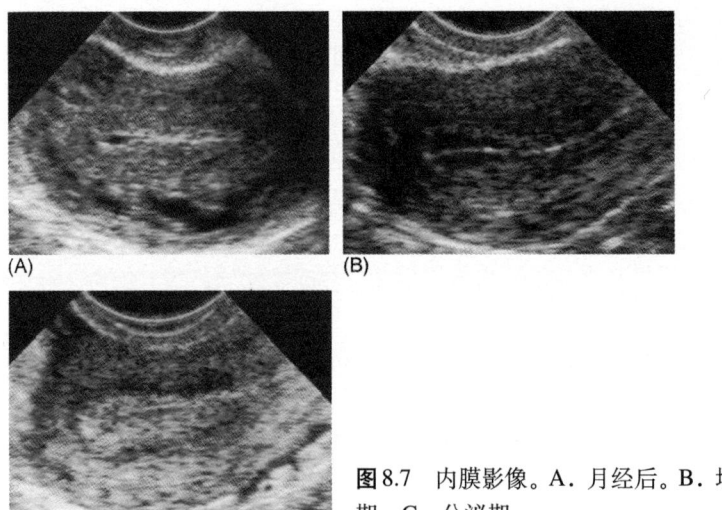

图8.7 内膜影像。A. 月经后。B. 增殖期。C. 分泌期。

图8.8 正常绝经后子宫萎缩,子宫内膜回声薄。

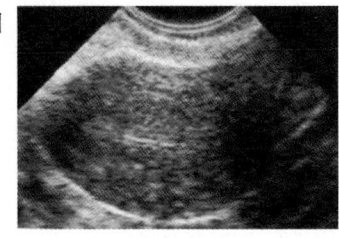

8.4 异常子宫内膜图像

子宫内膜息肉

子宫内膜息肉是发生在宫腔内的带蒂的良性肿物,组织学上由增生的子宫内膜组成,内膜息肉通常是无功能的。患者可以无症状或表现为异常出血,出血常发生在月经间期或绝经后。超声下,内膜息肉表现为宫腔的囊性区域内有强回声结构(图8.9),通过宫腔内液体通常可清晰地看到内膜息肉的轮廓。内膜息肉与黏膜下平滑肌瘤难以鉴别,但前者的B超回声较后者的低(图8.10)。子宫内膜增厚与单发子宫内膜息肉也难以鉴别,可以通过子宫腔超声检查来区分。

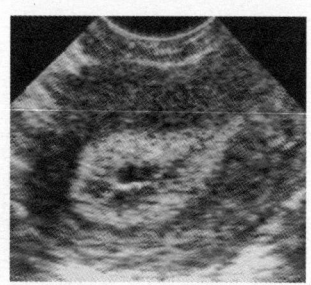

图8.9 内膜息肉表现为宫腔的囊性区域内有强回声结构。

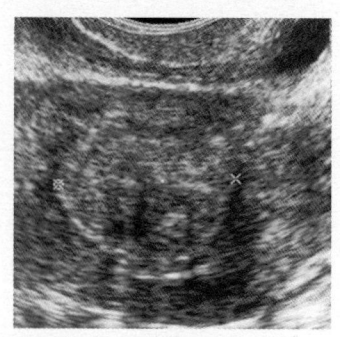

图8.10 绝经后患者的黏膜下平滑肌瘤。

8.4 异常子宫内膜图像

1. 用注射器抽吸 10ml 无菌盐水。
2. 插入窥器,暴露阴道和子宫颈。
3. 消毒宫颈。
4. 将塑料套管插入宫颈 1~2cm 至宫颈内口水平。
5. 移去窥器。
6. 在超声引导下用注射器向宫腔内缓慢注入无菌盐水使内膜腔显影,一般 2~3ml 盐水即可。
7. 检查内膜腔,内膜息肉可以得到清楚显示。

最终的确诊依靠宫腔镜切除术后的组织病理学检查。

子宫内膜癌

子宫内膜癌是最常见的妇科恶性肿瘤,尤其是绝经后阴道出血的患者更易发生。在绝经前妇女可能表现为月经量的异常改变或非月经期出血,幸运的是,子宫内膜癌一般生长缓慢,通常在确诊时癌肿仍位于子宫内,阔韧带和盆腔转移发生相对较晚。子宫内膜癌的超声影像多种多样,但也有一定的特点,应该熟记这些特点。子宫内膜癌时子宫内膜增厚(见下文)而且通常边缘不规则,子宫内膜回声增强,宫腔内可能有液体(图8.11)。宫腔内过多的液体是由于出血(子宫积血)或积脓(子宫积脓),可能会有癌细胞侵入肌层的证据。最终确诊依靠内膜活检的组织病理学结果,但异常超声图像可提示临床医师进行进一步的检查。

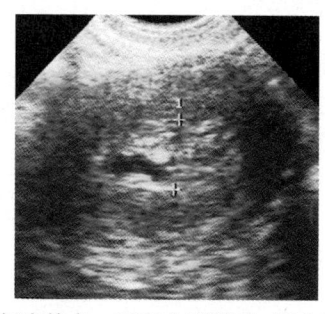

图8.11 子宫内膜癌超声特点:子宫内膜增厚,回声增强,边缘不规则,宫腔内有少量液体。

第8章 子宫

外源性激素

任何有雌激素或孕激素作用的药物都会对子宫内膜产生影响。

1. 口服避孕药会引起子宫内膜增生不良，典型特点是宫腔线呈强回声改变（图8.12）。在停药期间子宫内膜发生周期性脱落，超声结果通常符合以上特点，口服避孕药对子宫内膜不会产生病理性影响。

2. 激素替代治疗（hormone replacement therapy，HRT）广泛用于减轻潮热、情绪不稳的围绝经期症状。有骨质疏松高危因素的患者可以长期应用HRT。目前长期应用HRT已经减少，因为长期应用HRT无心血管保护作用，反而增加了乳腺癌和子宫恶性肿瘤的危险。HRT有不同的给药方式，大多数患者采用雌孕激素联合周期（或序贯）治疗，诱发周期性出血，会引起子宫内膜增厚。一些患者采用雌孕激素联合连续给药，此种疗法会引起闭经，但也有可能在用药第一年内发生点状出血或阴道出血，会导致子宫内膜萎缩。另一种具有雌孕激素特性的制剂如替勃龙也可以引起子宫内膜萎缩。

根据SIGN指南，PMB患者包括从未应用过HRT或应用任一种HRT治疗一年以上或正在联合应用连续HRT治疗的，如果子宫内膜厚度≤3mm则可以排除子宫内膜癌（SIGN 2002）。对于前一年已经应用或目前正在应用周期性HRT治疗的患者，如果子宫内膜厚度达到或接近5mm，则建议停用HRT。子宫内膜厚度的测定最好在月经前半周期进行。

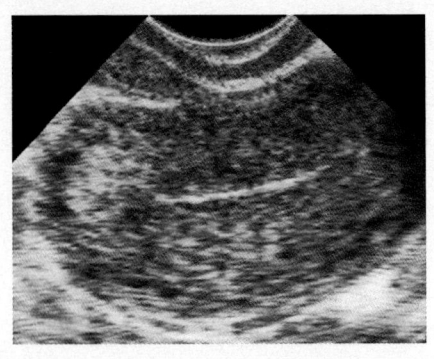

图8.12 口服避孕药6个月的患者，其宫腔线呈强回声改变。注意到宫腔基底部的小肌瘤了吗？

8.4 异常子宫内膜图像

3. 乳腺癌患者要连续应用他莫昔芬一段时间。他莫昔芬可与雌激素受体结合而产生抗雌激素作用。它对子宫内膜的影响是多种多样的，可以引起子宫内膜萎缩、息肉、增生和癌变。应用他莫昔芬治疗的患者发生癌变的风险增至 6 倍，所以此类患者如果有异常阴道出血应检测子宫内膜厚度。然而，超声诊断的准确率并不高，因为他莫昔芬能引起子宫内膜多种改变，需要宫腔镜检查和内膜活检进一步确诊（图 8.13）。

谨记，分泌雌激素的卵巢肿瘤也可引起子宫内膜增生，因此应同时检查患者的卵巢。

典型病例（图 8.13）

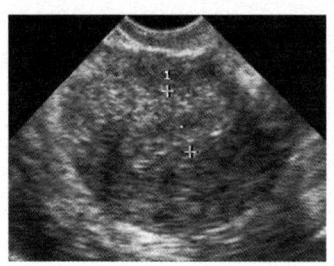

1 例 52 岁的绝经后出血患者，因为乳腺癌病史已经服用他莫昔芬 3 年，测量子宫内膜厚度为 17mm，行宫腔镜检查和内膜活检，术后病理回报为良性病变。

子宫内膜厚度检测要点
核实临床检查指征
使超声检测平面为子宫矢状面
测量垂直于子宫长轴的内膜最大厚度
检查双侧卵巢

记忆要点
1. 增殖期子宫内膜厚度为 2～4mm，分泌期达到 5～14mm。
2. 绝经后妇女如果子宫内膜厚度 ≥ 4mm，则建议行内膜活检术，服用外源性激素者除外。
3. 子宫内膜厚度 ≤ 3mm 则排除子宫内膜癌。

8.5 异常子宫肌层图像

子宫先天性畸形

子宫先天畸形通常是偶然发现的,可能与不孕、反复流产或早产相关。子宫外形可能异常,可能有另一个完整或不完整的宫腔(图8.14)。胚胎发生时,形成子宫和上2/3阴道的副中肾管或Mullër管异常融合而形成不同的畸形(见第2章,图2.37)。核磁共振检查能够确诊并清晰地显示出其图像,三维超声也可以有同样的作用。子宫先天畸形通常合并肾畸形,因为肾亦为副中肾管来源。

平滑肌瘤

平滑肌瘤是纤维结缔组织和平滑肌组织大量增殖的子宫良性肿瘤。一般呈球形,正常肌层被挤压形成假包膜,质地硬,切面呈白色。病理可以鉴别出肌瘤、纤维肌瘤、平滑肌瘤或纤维平滑肌瘤,但平滑肌瘤最常见。

平滑肌瘤常为多发,可能长得很大。肿瘤位于子宫肌层(肌壁间)、浆膜下或子宫内膜下(黏膜下),可以根据肌瘤的部位进行命名(图8.15)。肌壁间平滑肌瘤最常见而且多无症状。肌瘤可以发生在生育年龄的任一阶段,多在40岁后引起症状。肌瘤生长依赖雌激素,因此肌瘤常在绝经后缩小。

肌瘤引起的症状主要与肌瘤的部位相关,其症状多种多样,可以表现为无症状、无痛性盆腔肿物、月经间期出血或月经过多等。

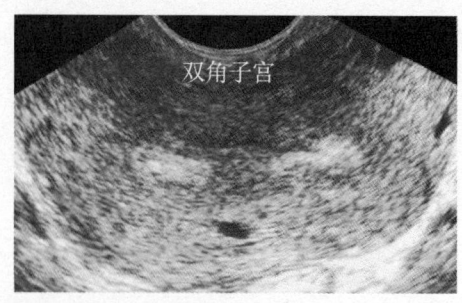

图8.14 在子宫底的位置可见两个独立的子宫内膜腔,符合双角子宫。

8.5 异常子宫肌层图像

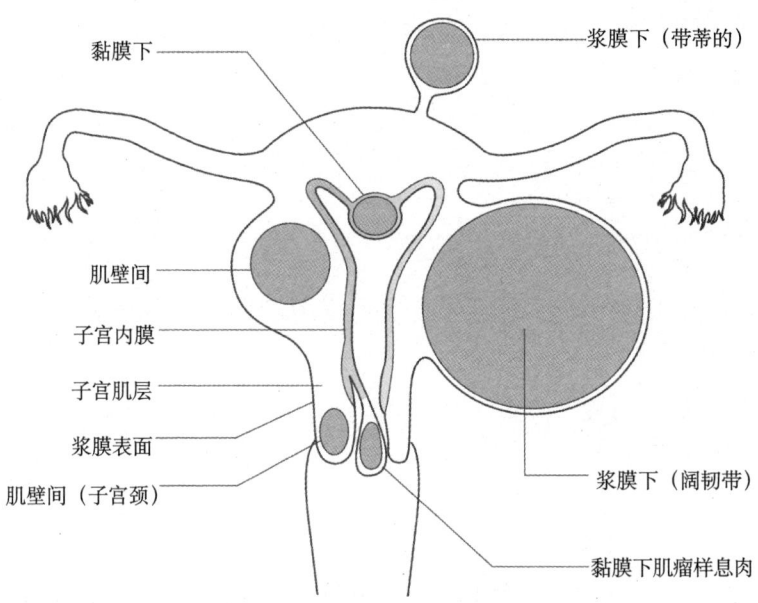

图 8.15 肌瘤生长的不同部位。

肌瘤引起月经过多常见于黏膜下肌瘤的患者，浆膜下肌瘤可能有蒂并与子宫相连，可以发生扭转、坏死，引起腹痛。黏膜下肌瘤可以脱入阴道或宫颈而引起月经间期出血、性交后出血或阴道排液。

平滑肌瘤的超声影像由肌瘤的平滑肌组织和纤维组织来决定，可表现为低回声或高回声。肌瘤超声影像回声较均一，除非肌瘤组织发生变性。肌瘤组织多无血管，但包裹在肌瘤外的假包膜内却有丰富的血管。

以下技术要点对子宫肌瘤超声检查有帮助。

1. 首先行经腹部超声，可以在子宫内发现肌瘤。大的子宫肌瘤可以超出盆腔，如果只用经阴道超声进行检查，则会对这类肌瘤漏诊。阴道探头的焦距范围通常不超过 10cm。

2. 如果必要，行经阴道超声检查，先定位子宫，可以看到肌瘤呈球形，与周围子宫肌层的回声不同。

第8章 子宫

3. 在子宫内定位肌瘤,测量它的三个径线(图8.16)。要注意肌瘤的回声,如肌瘤的囊性部分可能提示红色变性。如果是多个肌瘤,临床上报告为多发肌瘤,并且要对最大的肌瘤进行定位,测量其径线。
4. 超声提示为肌瘤时,应确认肿物在子宫肌层内并且与子宫是相连的,这将明确肿物是子宫来源而不是卵巢来源。
5. 确认卵巢与肿物是不相连的。
6. 如果有彩色多普勒超声,就可以探查到肌瘤组织内血流很少而其假包膜的血流很丰富。
7. 如果是大的阔韧带肌瘤,则很难与卵巢囊肿鉴别。如果妇科医师怀疑肿物为卵巢肿瘤,可以推荐进行 MRI 检查以鉴别。

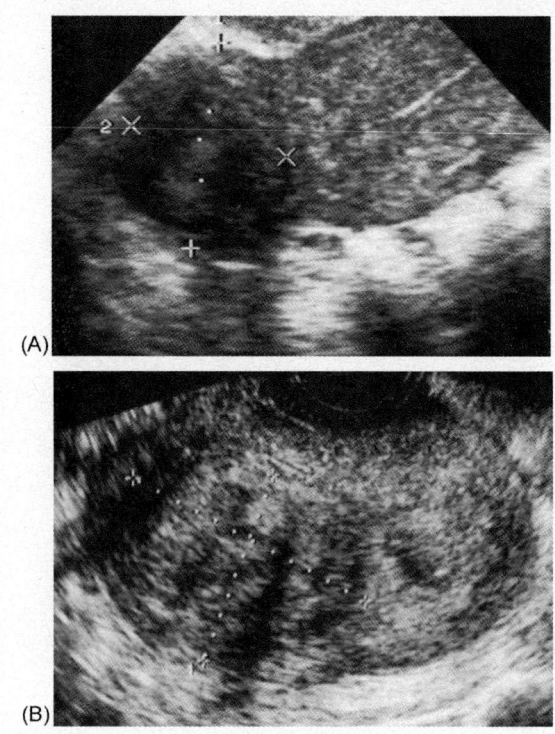

图8.16 A.经阴道超声显示,1例绝经后患者的低回声浆膜下子宫肌瘤,大小为 30mm × 23mm × 25mm。B.1例月经过多的45岁患者的肌壁间子宫肌瘤超声图像,肌瘤呈圆形,大小为 37mm × 48mm × 45mm。

8.5 异常子宫肌层图像

可疑子宫肌瘤的超声检查要点

首先行经腹超声扫描,经阴道扫描不是必须的
对肿物进行定位,测量其三个径线
确认肿物与子宫是相连的,而与卵巢是分开的

子宫腺肌症

异位的子宫内膜腺体和基质出现在子宫肌层称子宫腺肌症。也属于子宫内膜异位症的一种,但多见于有月经过多和继发性痛经的40多岁经产妇患者。子宫内膜异位症一般多见于未生育的年轻女性。子宫腺肌症通常由子宫切除术后的病理进行明确诊断。

子宫腺肌症的超声图像可以完全正常。子宫腺肌症通常子宫轻度增大,但这在经产女性中也很常见。腺瘤的病变大小通常只有1～2mm,在肌层内呈小的囊性区域,囊腔大小达1～2cm很罕见,此时超声表现与子宫肌瘤很类似。

8.6 宫内节育器

目前常用的宫内节育器（intrauterine contraceptive device，IUCD）主要有两种，含铜节育器和孕激素缓释节育器。两种节育器均有避孕的作用，孕激素缓释节育器还可以通过抑制子宫内膜增殖治疗月经过多。曼月乐（Mirena）环是英国批准使用的惟一孕激素缓释节育器，含缓慢释放的孕激素左炔诺孕酮。

正常情况下，宫颈口可以见到外露的尾丝从而证实 IUCD 的存在。但如果未见到或未触及尾丝部分或发生 IUCD 并发症时（表8.1），可以通过超声检查来确定 IUCD 仍位于子宫内。有时 IUCD 尾丝会缩进宫颈口或脱落。有时节育器脱落而未及时发现或节育器移位至子宫外的腹腔内甚至胸腔内的情况偶尔也会发生。

1. 如果患者膀胱充盈，就可以清晰地看到宫腔。如果膀胱不充盈，阴道超声较腹部超声检查效果好。

2. 如果在宫腔内看到 IUCD，需要在矢状面和冠状面检查 IUCD 的位置。有时 IUCD 会部分嵌入子宫壁，IUCD 的环臂在超声下不易探及。含铜节育器在超声下呈强回声，并伴有声影（图8.17A）。曼月乐环的回声较弱，但环的末端较清晰（图 8.17B）。

3. 在子宫腔内未探及 IUCD 时，可以进行腹部 X 线检查，所有的 IUCD 均可以通过 X 线检测出。

8.6 宫内节育器

表 8.1 需进行超声检查的 IUCD 并发症

未见到或未触及尾丝
盆腔炎性疾病
妊娠（见第 2 章）
放置 IUCD 时怀疑子宫穿孔

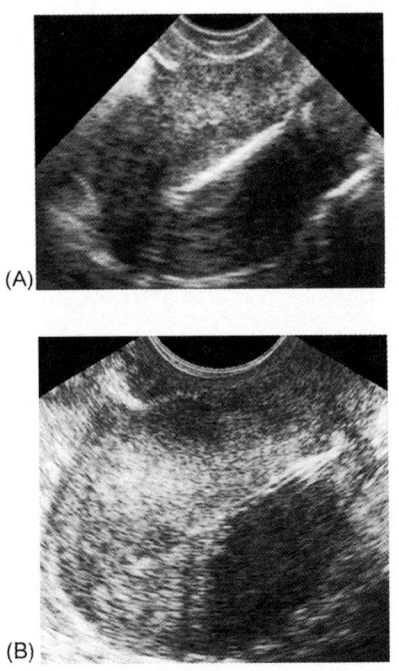

图 8.17 A．宫腔内的含铜节育器在超声检查时呈强回声。B．曼月乐环在超声检查时回声较弱。

8.7 宫颈

经腹部超声检查时,通常宫颈较难显像,常需要充盈膀胱进行检查,但这会造成宫颈延长的假象。经阴道超声可以较清晰地检查宫颈,可以按照以下步骤进行(以前倾子宫为例):

1. 将探头放至阴道后穹隆。
2. 手柄向下轻轻摆动探头,即探头顶端上移,使子宫显像。
3. 在阴道内缓慢移动探头,使宫颈显像。

那氏囊肿

那氏囊肿是宫颈腺体的潴留性囊肿,通常无特殊临床意义。常表现为单个或多个无回声区,0.5～1cm 的圆形结构(图 8.18)。那氏囊肿通常都可看到,不要与早期妊娠的孕囊混淆,尤其是宫颈管内的那氏囊肿。

宫颈肌瘤

宫颈肌瘤比宫体肌瘤少见,超声影像的回声与子宫下段相同。如果宫颈肌瘤体积大,可能压迫膀胱或肠管,妊娠时造成梗阻性难产(见第 2 章)。

宫颈息肉

宫颈息肉可以无症状或表现为月经间期出血或同房后出血,为

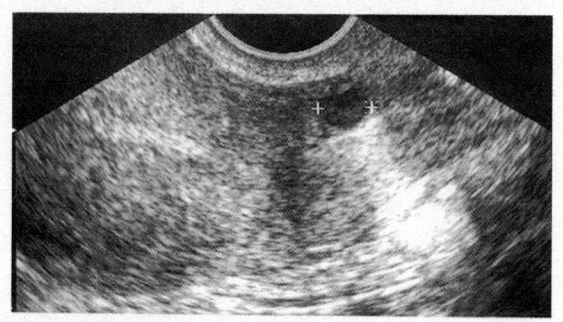

图 8.18　9mm 宫颈那氏囊肿,无特殊临床意义。

宫颈上皮增生所致，属于良性疾病。通常为单发，大小一般不超过1cm，超声下可见宫颈内有一回声区（图8.19）。息肉可以脱出至阴道内，鉴别诊断包括带蒂的子宫内膜息肉和带蒂的黏膜下肌瘤。

宫颈癌

超声检查对宫颈癌的诊断并不可靠，可以考虑行MRI检查。宫颈癌继发改变如子宫积血、子宫积脓、盆腔淋巴结增大或肾积水均可经超声检出。

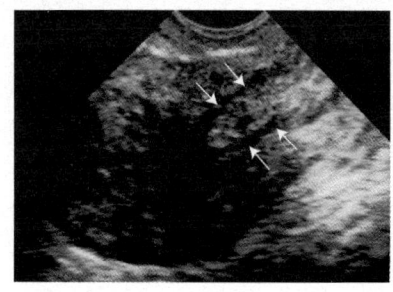

图8.19 宫颈息肉使宫颈扩张，窥器下可见到息肉突出于宫颈外口。

第9章

卵巢

9.1 卵巢的生理性改变	206
9.2 正常卵巢图像	208
9.3 功能性卵巢囊肿	209
9.4 多囊卵巢	210
9.5 异常卵巢图像—— 良性或恶性?	212

9.1 卵巢的生理性改变

必须了解月经周期中卵巢的生理变化才能对超声检查结果做出正确判断。月经周期平均为28天，月经第1天是月经周期的第1天。卵巢排出卵泡（排卵）通常发生在月经周期第14天左右，从排卵至月经来潮期间通常是不变的，均为14天。在月经周期中，卵巢受激素变化的影响会发生一系列改变（图9.1），子宫的变化已在第8章详细描述。

卵泡刺激素（follicle-stimulating hormone，FSH）由垂体分泌，在月经周期的前半周期，在FSH刺激下，5~12个卵泡内的卵母细胞生长、成熟。青春期每个卵巢约有20 000个卵母细胞，但每个月经周期开始只有不到12个卵母细胞发育。从青春期至绝经期，卵泡会一直存在，超声检查时可看到卵巢遍布1~2mm的无回声囊泡。这一特点可以使卵巢与盆腔其他结构相鉴别。

黄体生成素（luteinising hormone，LH）和FSH一样也由垂体分泌，在排卵前血LH水平会达到高峰，FSH也达到峰值，从而使

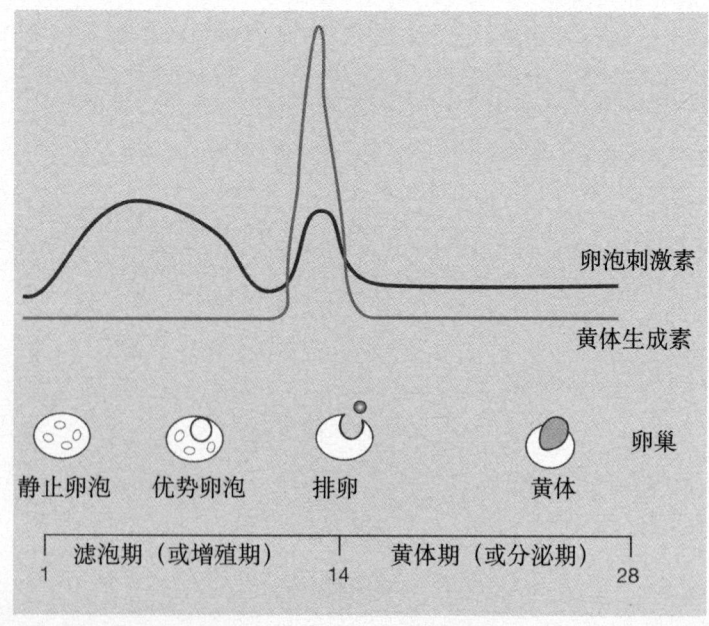

图9.1 月经周期中，卵巢受激素影响发生生理性改变。

9.1 卵巢的生理性改变

卵母细胞成熟并从卵泡内释放。在月经周期的前半周期,超声检查可看到几个增大的卵泡,但通常一个月经周期最终只有一个成熟的卵泡释放卵母细胞(图9.2)。卵泡破裂排卵通常发生在直径达20~25mm的优势卵泡(图9.3)。

排卵后,LH作用于排卵后的卵泡使其发育成黄体。黄体分泌雌激素和孕激素作用于子宫内膜,为受精卵着床作准备。黄体大小一般为15~20mm,边缘不规则,呈低回声图像。黄体内经常有少量出血,导致内部的回声呈不同表现(图9.4)。在月经周期内,黄体的大小很少超过30mm,一旦受孕后可以变得很大并发生破裂。

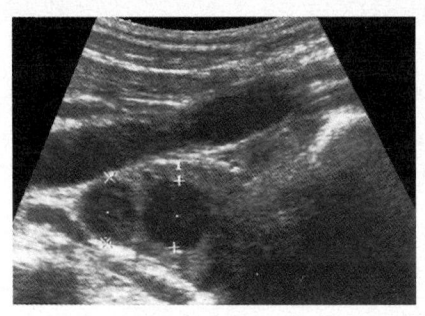

图9.2 月经周期第12天卵泡成熟,大的(图中显示)卵泡直径达19mm,达20~25mm时将破裂并排出卵母细胞。

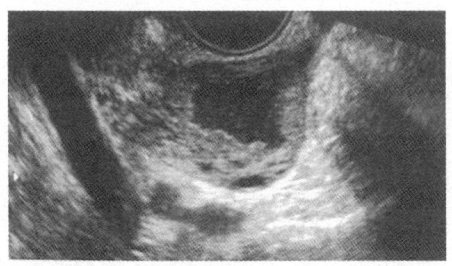

图9.3 月经周期第14天排卵后的卵泡。

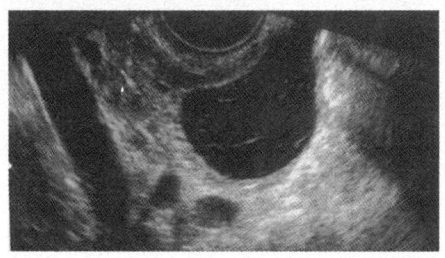

图9.4 典型的黄体,大小为15mm,内部可清晰见到低回声改变。

9.2 正常卵巢图像

生育年龄妇女进行超声检查时，通常很容易在卵巢内看到卵泡，而月经初潮前和绝经后女性的卵巢都很小，很难看到卵泡，所以较难辨认卵巢。卵巢呈椭圆形，由髓质和皮质组成，髓质位于中央，皮质位于周边，卵泡通常位于皮质内。

超声检查时最好先用腹部探头探查卵巢，这样可以检出异常增大的卵巢。有巨大卵巢囊肿时，如果先用阴道探头进行检查则可能会漏诊，而用腹部探头探查则不会。但用阴道探头可以更清楚地检查卵巢结构，因此也是必需的。如何定位卵巢的位置已在第7章进行阐述，要点如下：

1. 卵巢通常位于髂内血管内侧中间，但也可能位于盆腔的任何位置（图9.5）。
2. 测量卵巢的三个径线大小，描述其图像和位置，卵巢的大小平均为 3cm × 2cm × 2cm。
3. 可以通过肠的蠕动来鉴别卵巢与肠管。
4. 可以通过转动探头或彩色多普勒血流鉴别卵泡和血管。

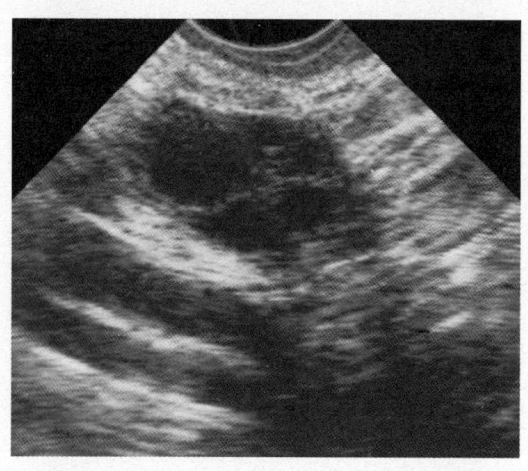

图 9.5 正常右卵巢大小为 3cm × 2.2cm × 2cm，位于髂内血管内侧中间。

9.3 功能性卵巢囊肿

如果卵泡未破裂，可能会形成滤泡囊肿，囊肿壁薄、单房，最大直径通常不超过4cm。常无症状，大多数在6～8周后再次检查时可以消退。在不孕症治疗中，卵巢高度刺激时可以见到多发的滤泡囊肿。

在月经周期中黄体很少超过30mm大小，并在月经周期末期和月经期发生退化。受孕后黄体可以增大，黄体囊肿最常见于早孕期，直径可以达到8cm（图2.22）。人绒毛膜促性腺激素可以刺激黄体生长，作用与黄体生成素类似。在受孕后70天，黄体作用达到高峰，之后黄体囊肿开始退化，囊肿周围有丰富的血管，偶尔会发生囊内出血，图像可类似碎片（图9.6）。囊肿内压力增高可引起腹痛，有时也可发生破裂而引起明显的腹腔内出血。

大多数功能性卵巢囊肿可以观望自愈。有时也可以进行囊肿抽吸术，但囊肿复发率高。清晰地描述囊肿很重要，包括囊肿是单房而无实性成分、囊壁无结节和囊内无血流。鉴别诊断也很重要。有功能性卵巢囊肿的非孕期妇女宜在3个月后重复进行超声检查，大多数功能性卵巢囊肿已经退化。同时血清CA125值正常可以支持诊断。如果是早孕期的功能性卵巢囊肿，最好在妊娠14周复查超声，因为多数功能性卵巢囊肿在此时已经退化。

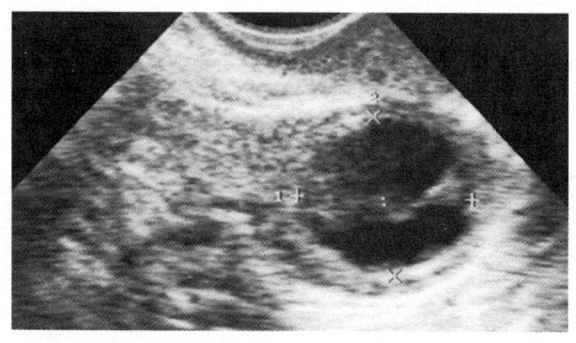

图9.6 黄体大小为2cm×2cm，囊内回声为囊内出血所致，此患者无症状。

9.4 多囊卵巢

约有20%的生育年龄妇女在超声检查中有多囊卵巢（polycystic ovarian，PCO）的表现。单纯多囊卵巢超声图像并不意味着患有多囊卵巢综合征（polycystic ovarian syndrome，PCOS），应结合多毛、肥胖、月经稀发和不孕的症状进行PCOS的诊断。在PCOS患者，大多数卵泡成熟障碍，不能排卵而卵泡萎缩，导致卵巢呈球形增大，卵巢间质回声与子宫肌层回声类似，但间质周围有多个小囊样回声（见图9.7）。PCOS以往通常过度诊断，目前PCOS的诊断标准已经确定（Rotterdam Consensus Group 2003，见表9.1）。

1. 如第7章所述，应用经阴道超声依次进行双侧卵巢的定位。
2. 测量卵巢的长、宽及前后径（AP），留存图像，应用公式计算体积，即体积（cm^3）= 长 × 宽 × AP × 0.53。
3. 在纵向平面和前后径平面计数卵泡总数，报告卵泡总数多于或少于12。
4. 如果有多发周围囊肿，进行描述。

表9.1 多囊卵巢综合征

须符合以下2条或2条以上标准：
- 月经稀发或无排卵
- 雄激素过多症的临床或生化表现
- PCO形态学变化（体积>10ml；纵向平面和前后径平面的卵泡数 ≥ 12个；直径2~9mm的多发周围性囊肿）

From Rotterdam Consensus Group 2003 Human Reproduction 2004;19(1):41-47.

9.4 多囊卵巢

典型病例（图9.7 A、B）

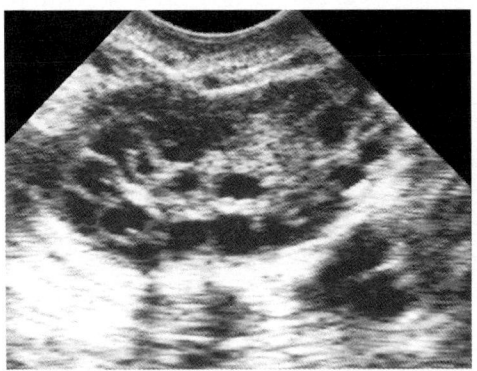

(A) 右卵巢纵切面

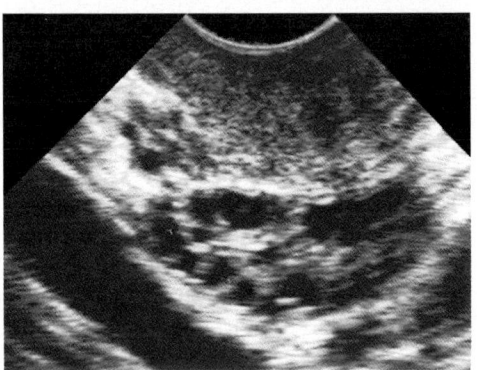

(B) 右卵巢横切面

月经稀发的25岁未生育妇女，阴道超声显示两个卵巢均有12个以上2～4mm大小的囊泡分散排列在间质周围。右卵巢大小为3.8cm×2.7cm×2.2cm，体积为12cm^{3}或12ml，符合PCO的形态学变化。患者同时有月经稀发的临床症状，符合上述多囊卵巢综合征的两条诊断标准。

9.5
异常卵巢图像——良性或恶性？

卵巢囊肿有不同的临床表现（表9.2）。

表9.2 卵巢囊肿的临床表现

无症状的盆腔或腹部肿物
腹痛原因有：
- 扭转
- 破裂
- 出血
- 感染

判断异常的卵巢图像属于良性疾病还是恶性疾病通常很困难。胚胎细胞肿瘤多见于儿童期和青春期女性，功能性囊肿多见于生育年龄妇女，而恶性肿瘤多见于围绝经期或绝经期妇女。超声检查可发现异常，但不能确诊，要通过组织病理学检查确诊。超声的一些特征图像可以辅助诊断。

卵巢恶性肿瘤一般为多房性，囊内有实性成分，囊壁厚而且有结节（图9.8）。若有腹水，则高度怀疑恶性可能，囊肿的大小与恶性无关。恶性指数根据CA125水平、是否绝经及超声图像决定。80%的卵巢癌患者CA125水平升高，但在患有良性卵巢囊肿和子宫内膜异位症时也可升高。典型的卵巢恶性肿瘤图像为多房性、有实性成分、双侧病变、腹水和腹腔内转移。多普勒检查无诊断意义，因为良、恶性肿瘤均可以有血流的增加。绝经后妇女的卵巢囊肿不建议行囊肿抽吸术。

1. 尽可能测量卵巢的三个径线，如果囊肿很大，可以用腹部探头进行检查。
2. 测量囊壁的厚度，≥ 3mm 提示恶性的可能。
3. 检查囊肿内层有无结节并伴有乳头状突起。
4. 检查囊肿有无分隔。多房、较厚而不规则的分隔提示恶性的可能。
5. 检查囊内有无实性成分。

9.5 异常卵巢图像——良性或恶性？

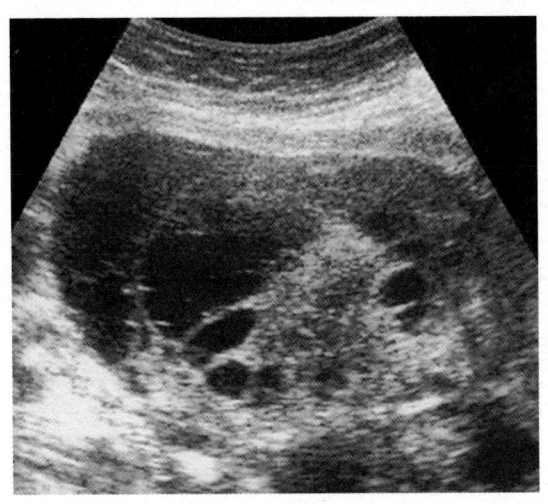

图9.8 多房性卵巢囊肿，大小为8.3cm×8.1cm×9.1cm，其内有实性成分、有厚的分隔和小结节，提示恶性肿瘤，随后组织病理学证实为卵巢囊腺癌。

6. 有无腹水。

7. 检查对侧卵巢，可以用阴道探头进行检查。

8. 如果考虑为恶性，应进一步检查，尤其是腹部的详细检查，以检查是否有肝转移。

卵巢肿瘤可以是原发性的，即起源于卵巢，或继发性的，如由肺癌、乳腺癌、肠癌或对侧卵巢癌转移所致。大多数原发性卵巢肿瘤为囊性，而继发性卵巢肿瘤为实性。

一些特定的良性囊肿有特殊的超声图像，了解并掌握这些特点对诊断这些疾病很重要。

浆液性囊腺瘤

最常见的卵巢良性肿瘤是浆液性囊腺瘤，大约占30%。约20%是双侧的，肿瘤平均大小为10cm，但也可以很大。可以是多房或单房，内含浆液，所以超声检查为无回声。囊壁薄，可以有薄的分隔。如果是单房的浆液性囊腺瘤，则与卵泡囊肿的图像相似。囊壁无结节（图9.9），多发乳头状结构或厚的分隔均提示恶性可能，浆液性囊腺癌占卵巢恶性肿瘤的40%。

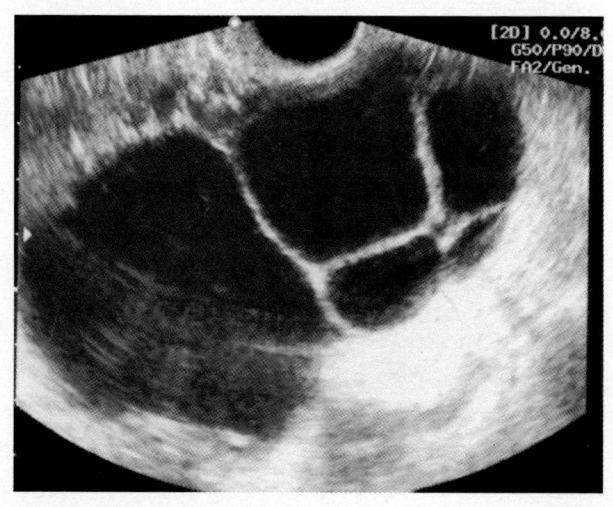

图9.9 多房性卵巢囊肿,大小为9.4cm × 5.1cm × 6.2cm,无实性成分,无回声。囊壁薄,间隔薄,囊内无结节。图像提示为良性囊肿,随后组织病理学证实为良性囊腺瘤。

黏液性囊腺瘤

黏液性囊腺瘤占卵巢良性肿瘤的20%,通常为单侧。平均大小为20cm,可以占满整个盆腔。通常为多房,可以有薄的分隔,无实性成分。内含凝胶状黏液,超声下为低回声改变(图 9.10)。

皮样囊肿(良性畸胎瘤)

皮样囊肿是年轻女性最常见的卵巢良性肿瘤,约占良性肿瘤的25%,20%的皮样囊肿为双侧。平均大小为10cm左右,但也可以只有0.5cm大小。通常为单房,内含皮脂。属于胚胎性肿瘤,可能含有脂肪、毛发、牙齿或骨骼成分,这些组织是突出于囊腔内的固体成分。超声图像多样,可以是混合性回声肿物或腔内含有实性成分的囊性肿物(图9.11、9.12)。由于含有脂性成分较多,可以看到远侧声影。MRI检查可以明确诊断。

9.5 异常卵巢图像——良性或恶性？

典型病例（图9.10）

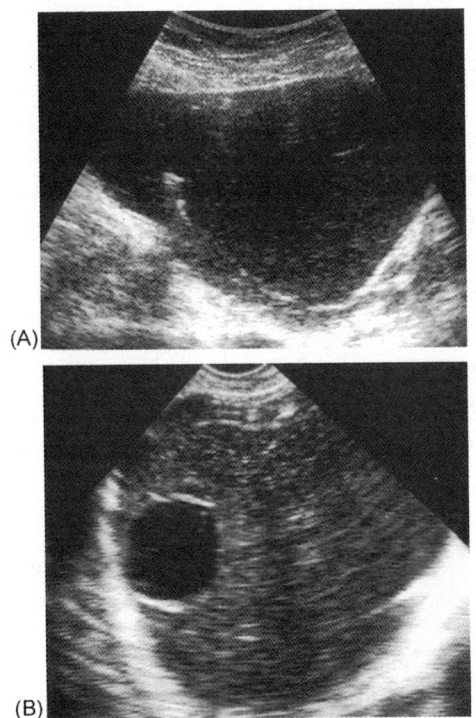

39岁未生育妇女，有原发不孕史，就诊于妇科门诊，有尿频和间断性尿失禁症状，腹部可触及包块，已超出盆腔。腹部超声检查（A）可探及13cm × 9.4cm × 8 cm的双房性肿物；阴道超声检查（B）囊肿为低回声，大的囊腔内有小的囊腔结构，分隔薄，无实性成分。图像提示为良性黏液性囊腺瘤，随后组织病理学证实亦为良性黏液性囊腺瘤。

子宫内膜样瘤

子宫内膜样瘤可以单独出现或伴发广泛的盆腔子宫内膜异位症，而超声无法检查出广泛的盆腔子宫内膜异位症。子宫内膜样瘤平均大小为5cm，其内含棕色血液，又称之为"巧克力囊肿"。可以为双侧，超声特点为壁厚、单房性囊肿，囊内为均匀的低回声（图9.13）。如果为重度子宫内膜异位症，直肠子宫陷凹消失，子宫可因粘连而呈后倾后屈状态。

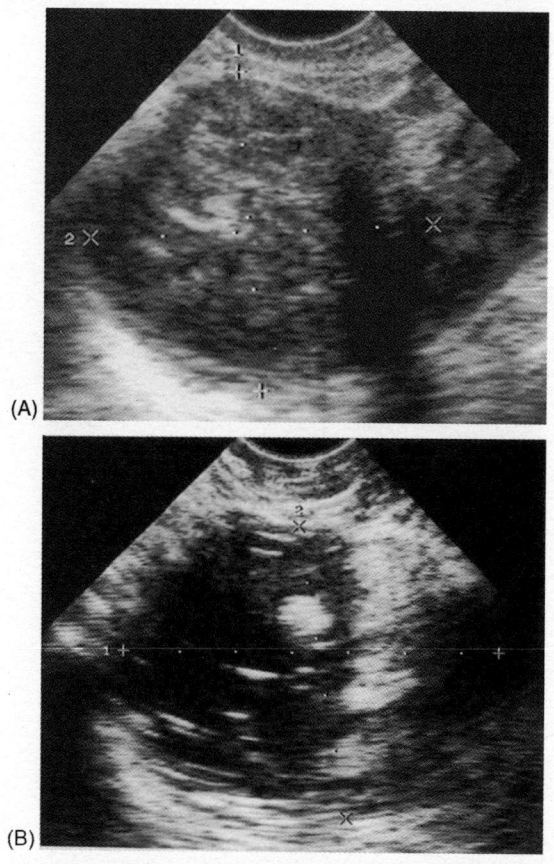

图9.11（A、B） 皮样囊肿的不同超声图像。A. 混合性回声肿物，大小为6cm × 4cm × 4cm，组织病理学证实肿物内含有黄色的脂肪组织和毛发。B. 内含实性成分的囊性肿物，大小为 7cm × 7cm × 8 cm，可疑恶性，但病理为良性，肿物内含有黄色脂肪组织，部分囊壁为含有牙齿的骨性成分。

纤维瘤

纤维瘤可以发生在任何年龄，虽然属于罕见的良性肿瘤，但易与子宫肌瘤混淆。超声下表现为附件区均匀的低回声实性肿物（图9.14）。纤维瘤可以发生囊性变，虽为良性病变，但可伴有体重下降、腹水和胸腔积液（Meig 综合征）。

9.5 异常卵巢图像——良性或恶性？

典型病例（图 9.12）

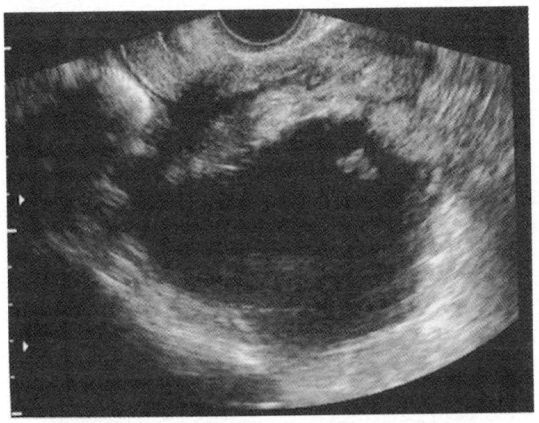

1 例 41 岁患者，有月经过多症状，阴道检查可触及右附件肿物。阴道超声检查子宫和左卵巢正常，右侧卵巢有 7cm × 8cm × 6cm 的单房性卵巢囊肿，囊腔内有实性成分。患者施行开腹手术，术中冰冻切片提示为皮样囊肿的良性病变，考虑到患者的年龄和症状，术前征求患者同意后，施行了全子宫切除 + 双侧附件切除术。

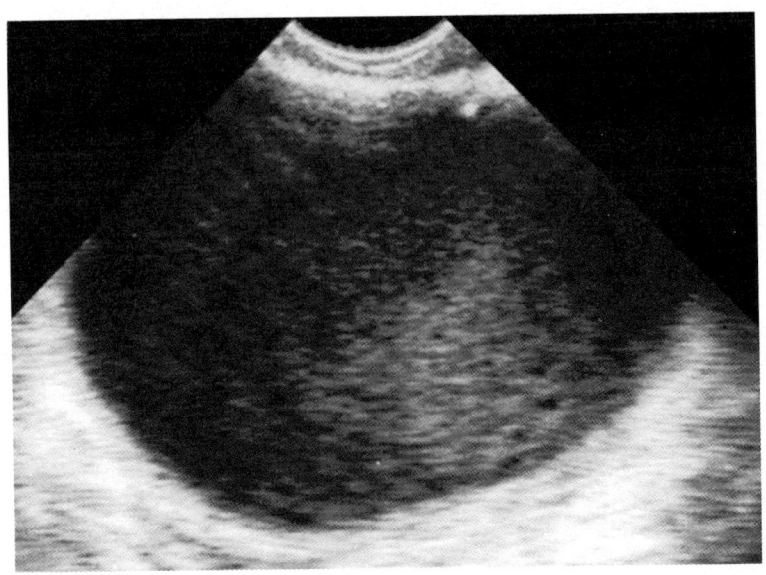

图 9.13 左卵巢单房性囊肿，大小为 8cm × 5.5cm × 6 cm，囊内为均匀的低回声，符合子宫内膜样瘤的特点，随后经组织病理学证实。

典型病例（图9.14）

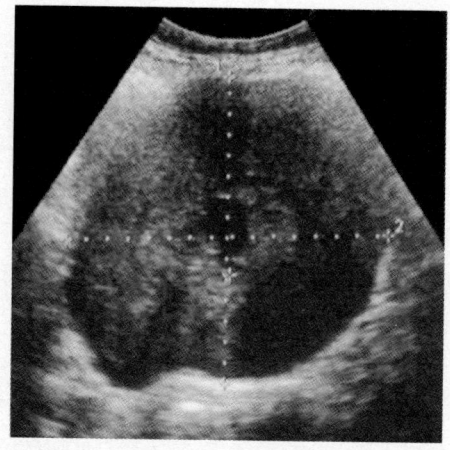

实性卵巢肿物，大小为 9.5cm × 9.6cm × 10 cm，中央无回声区为肿物变性所致。组织病理学证实为良性纤维瘤，其内有出血。

腹膜包裹性囊肿

常发生在盆腔炎性疾病、妇科或肠道手术后，由于盆腔粘连引起液体潴留所致，卵巢也可被包埋其中（图9.15）。患者可以无症状或有腹痛症状。超声下呈混合性、外形不规则、多囊、大小不等的肿物。

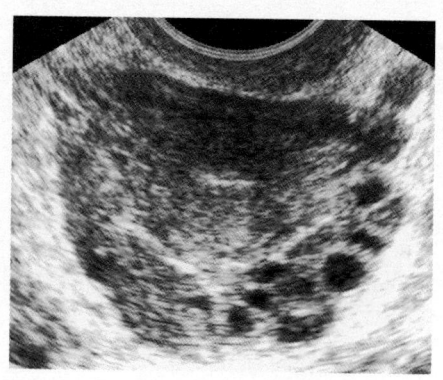

图9.15 25岁未生育妇女，因Crohn病行全直肠结肠切除术，行阴道超声检查发现双卵巢均包埋在直肠子宫陷凹内，一侧卵巢显示多发的小囊肿，可能为盆腔粘连阻碍卵泡破裂所致。

9.5 异常卵巢图像——良性或恶性?

做妇科超声检查时，如果能够想到附件囊性病变（表9.3）或实性病变（表9.4）的鉴别诊断，就会容易些。

有些疾病的超声图像非常相似，所以进行妇科超声检查并描述其图像相对简单，而对疾病做出准确诊断则并不容易。可以通过超声描述提出疾病的初步诊断或提示特定的疾病诊断。

表9.3 附件囊性病变的鉴别诊断

功能性囊肿	胚胎性囊肿
— 卵泡	— 伞端
— 黄体	— 副卵巢
过度刺激卵巢	— 腹膜
囊腺瘤	— 阔韧带
输卵管扩张	腹膜包裹性囊肿（既往手术史）
— 输卵管积水	肠道
— 输卵管积脓	— 扩张袢
异位妊娠	— 肠道炎性疾病
子宫内膜样瘤	

表9.4 盆腔实性肿物的鉴别诊断

子宫肌瘤	脓肿
卵巢肿瘤	盆腔肾
— 纤维瘤	腹膜后肿瘤
— 继发性肿瘤	

第9章 卵巢

卵巢囊肿检查要点

测量卵巢的三个径线
单房或多房
实性成分
囊壁厚度
有无结节或突起
有无分隔、分隔厚度、是否规则
对侧卵巢
腹水

记忆要点

1. 恶性囊肿通常为多房、含实性成分、囊壁厚并有结节。
2. 卵巢肿物的最后确诊依靠组织病理学诊断。
3. 考虑可能的鉴别诊断。

第 10 章
超声在不孕症中的应用

10.1 诊断方面	222
10.2 辅助受孕	224

10.1 诊断方面

接诊不孕症夫妇时，一定要确定女性是否排卵、子宫和输卵管是否正常以及男性是否产生正常的精子。超声，尤其是阴道超声，经证实是检查女性盆腔是否患有可能影响生育的疾病的有效辅助检查。掌握前述章节的内容很必要，因为任何妇科疾病都可能遇到。以下是相关疾病的总结。

女性盆腔的阴道超声检查是一项基本检查。

1. 确认子宫正常，如前所述。测量子宫大小，除外发育不良或异常增大。正常子宫长约6～8cm，宽5cm，前后径4cm。经产妇测量值增大1～2cm。详细检查肌层是否有肌瘤。黏膜下肌瘤常与不孕相关。检查子宫外形，除外先天畸形，例如双角子宫（图8.14）。如果是在月经周期第10～12天进行超声检查，应见到子宫内膜三线征，厚度至少7mm（图8.7）。必须有一定的子宫内膜厚度（至少7mm）以确保成功着床。

2. 依次检查双侧附件以明确有无输卵管问题。除非输卵管积水（图10.1）或积脓，正常的输卵管在超声下是看不到的。这些疾病都会影响生育。即使输卵管看不到，也并不一定意味着输卵管正常。常规的超声检查不能明确输卵管是否通畅。但是，可能在超声监测下确定输卵管的通畅性。将一种商业用含有单糖微粒的造影剂注入宫腔，显示子宫和输卵管的形状。看到造影

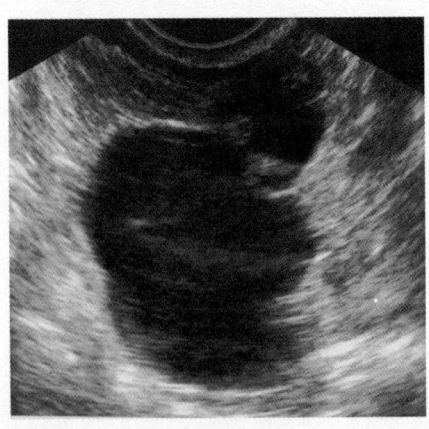

图10.1 输卵管积水的特征性影像。注意较狭窄的上部和扩张的伞端。

剂流出输卵管伞端，则证明了输卵管通畅。用造影剂并不是总能看到输卵管完全显影，应用彩色多普勒可以改善影像。操作通常在门诊进行，作为一线诊断方法取代了子宫输卵管造影或腹腔镜下美蓝染色检查。

3. 明确无输卵管积水或积脓后，下一步依次检查双侧卵巢。向侧方移动探头显示髂血管，卵巢在其内侧。记住向外旋转探头45°以便使卵巢显影。

育龄女性卵巢体积为 4.1～5.7cm^3。女性在月经周期的不同时期，正常卵巢通常可以看到 4～5 个卵泡（图 9.5）。排卵时优势卵泡的平均直径为21mm（17～27mm）。因此，应结合月经周期测量卵巢的大小，计数和测量卵泡是很有用的。如果未看到卵泡应当引起注意。排卵后可以看到优势卵泡的萎陷，卵巢内可见到囊性结构，这是黄体（图 9.1）。

有时卵巢间质可见许多卵泡，影像可能提示多囊卵巢（图9.7）。鉴别多囊卵巢和多卵泡卵巢是很重要的。后者卵巢大小正常或轻度增大，在卵巢间质内有 6 个或 6 个以上直径 4～10mm 的卵泡。

超声诊断不孕症的检查要点

子宫位置、大小、有无异常
子宫内膜（厚度、形态）
卵巢（评价正常状态、除外多囊卵巢）
输卵管（除外输卵管积水）
直肠子宫陷凹（是否有游离积液存在）

10.2 辅助受孕

不同病因所致的女性不孕，治疗方法不同。目前有许多种疗法。

在辅助受孕的过程中，应用超声监测卵巢及子宫内膜对激素治疗的反应。

1. 监测排卵，除外不排卵，确定性生活时间和宫内人工授精时间。
2. 氯米芬诱导排卵的过程中，超声监测卵巢。第8天的超声检查很重要，观察到优势卵泡不超过2个。就可以在本周期进行性生活。如果优势卵泡多于2个，这个周期就作废了。
3. 诱导排卵过程中，必须超声监测卵巢，明确直径17mm的卵泡不超过2个，这样才能安全的给黄体生成素。
4. 在体外受精过程中，超声用于监测卵泡发育。诱导3个或更多的直径达17mm的卵泡，针吸取出卵细胞（图10.2）。取卵时必须特别注意区分卵泡和髂血管，彩色多普勒可以帮助区分。

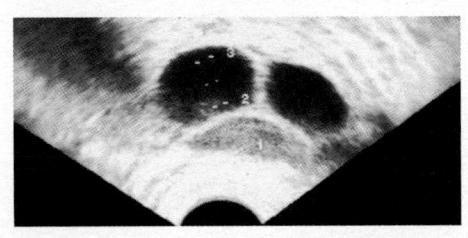

图 10.2 从卵泡中吸出卵细胞。注意以厘米标记的针刺活检线。专职生殖医师常愿意在翻转图像上操作，如图所示，因为这样针就会显像在图像下部边缘，与实际穿刺在同一方向上。

推荐读物

Bates J 1997 Practical gynaecological ultrasound. Oxford University Press, Oxford

Bianchi DW, Crombleholme TM, D'Alton ME 2000 Fetology: diagnosis and management of the fetal patient. McGraw-Hill, New York

Bisset RAL, Khan AN, Thomas NB 2002 Differential diagnosis in obstetric and gynaecologic ultrasound. Saunders, Philadelphia

Bourne T, Valentin L 2004 Ultrasound in gynaecology. In: Arulkumaran S (ed.) Clinical obstetrics and gynaecology, Vol 18, No. 1. Baillière Tindall, London

Callen PW 2000 Ultrasonography in obstetrics and gynaecology, 4th edn. Saunders, Philadelphia

Chudleigh T, Thilaganathan B 2004 Obstetric ultrasound: how, why and when, 3rd edn. Elsevier, London

Dewbury K, Meire H, Cosgrove D, Farrant P 2001 Ultrasound in obstetrics and gynaecology. Clinical ultrasound – a comprehensive text. Vol 3, 2nd edn. Churchill Livingstone, London

Doubilet PM, Benson C 2003 Atlas of ultrasound in obstetrics and gynecology: a multimedia reference. Lippincott Williams & Wilkins, Philadelphia

Fleischer AC 2004 Sonography in gynaecology and obstetrics: just the facts. McGraw-Hill, New York

Hricak H, Reinhold C, Ascher SM 2004 Pocket radiologist: gynaecology – top 100 diagnoses. Saunders, Philadelphia

Johnson PT, Kurtz AB 2001 Case review: obstetric and gynecologic ultrasound. Mosby, St Louis

Kremkau FW 2002 Diagnostic ultrasound. Principles and instruments, 6th edn. Saunders, Philadelphia

Lees C, Deane C, Albaiges G 2003 Making sense of obstetric Doppler ultrasound. Arnold, London

Nyberg DA, McGahan JP, Pretorius DH, Pilu G 2003 Diagnostic imaging of fetal abnormalities. Lippincott Williams & Wilkins, Philadelphia

Sanders RC 2002 Structural fetal abnormalities: the total picture, 2nd edn. Mosby, St Louis

Woodward PJ, Kennedy A, Sohaey R 2003 Pocket radiologist: obstetrics – top 100 diagnoses. Saunders, Philadelphia

Cochrane Reviews (search on internet for Cochrane Collaboration)

Biophysical profile for fetal assessment in high risk pregnancies
Doppler ultrasound for fetal assessment in high risk pregnancies
Instruments for chorionic villus sampling for prenatal diagnosis
Routine Doppler ultrasound in pregnancy
Routine ultrasound in late pregnancy (after 24 weeks)
Ultrasound for fetal assessment in early pregnancy

Good medical practice documents from the Royal College of Obstetricians and Gynaecologists (available from www.rcog.org.uk)

Amniocentesis
Early pregnancy loss – management
Investigation and management of endometriosis
Investigation and management of the small for gestational age fetus
Ovarian cysts in postmenopausal women
Placenta praevia – diagnosis and management
Trophoblastic disease
Tubal pregnancies

SIGN (Scottish Intercollegiate Guidelines Network) (www.sign.ac.uk)

Investigation of postmenopausal bleeding (61) September 2002

Working party reports

Down syndrome screening programme information (RCOG)
Routine ultrasound scanning before 24 weeks of pregnancy. Health Technology Assessment Advice 5 (NHS Quality Improvement Scotland)
Ultrasound screening (from www.rcog.org.uk) July 2000